餐桌上的养生经

总主编　宋天彬　刘占文

这样吃最养心

主　编　张玉苹

U0332798

上海浦江教育出版社
（原上海中医药大学出版社）

图书在版编目（CIP）数据

这样吃最养心 / 张玉苹主编 . —上海：上海浦江
教育出版社有限公司，2016.8
（餐桌上的养生经 / 宋天彬，刘占文主编）
ISBN 978-7-81121-465-9

Ⅰ.①这⋯　Ⅱ.①张⋯　Ⅲ.①补心 - 食物疗法
Ⅳ.① R247.1

中国版本图书馆 CIP 数据核字（2016）第 189387 号

上海浦江教育出版社（原上海中医药大学出版社）出版

总社社址：上海市海港大道 1550 号上海海事大学校内　邮政编码：201306
分社社址：上海市蔡伦路 1200 号上海中医药大学校内　邮政编码：201203
电话：（021）38284910（12）（发行）　38284923（总编室）　38284910（传真）
E-mail: cbs@shmtu.edu.cn　URL: http://www.pujiangpress.cn
上海出版印刷有限公司印装　上海浦江教育出版社发行
幅面尺寸：169 mm×230 mm　印张：17　字数：300 千字
2016 年 8 月第 1 版　2016 年 8 月第 1 次印刷
责任编辑：倪项根　封面设计：孔庆虎
定价：48.00 元

《餐桌上的养生经》编委会

主　编　宋天彬　刘占文

副主编　赵鲲鹏

编　委　（按姓氏笔画为序）

　　　　王丽妮　刘占文　宋天彬

　　　　张玉苹　周　俭　赵鲲鹏

　　　　高渌汶

《这样吃最养心》编委会

主　编　张玉苹

副主编　于　琦

编　委　（按姓氏笔画为序）

　　　　于　琦　王丽妮　刘占文

　　　　张玉苹　张　宁　赵鲲鹏

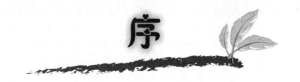

序

　　21世纪是以人为本的世纪，而人以健康为本。有了健康才可能拥有其他；失去了健康，就必然失去一切。那么，怎样才能维护健康呢？当今全人类已形成共识，这就是世界卫生组织提倡的健康四大基石：合理饮食、适量运动、心理平衡、戒烟限酒。可见饮食居四者之首，其实我们的祖先早就说过民以食为天。最近美国加州新起点健康中心提出"新起点健康生活计划"，又把这四大基石具体化为健康生活八大原则：营养、运动、休息、节制、心态平和、阳光、空气、水，也是把饮食营养摆在第一位，真是"英雄所见略同"啊！

　　中医药是中华民族的主要养生保健手段，追溯其悠久的历史，大家都认同"医食同源"说，所以最早就有"食医"这种医学分科。几千年来，中医学在食疗、食养方面积累了丰富的经验。俗话说药补不如食补，唐代名医孙思邈被后人尊为"药王"，他在《千金要方》中就强调："若能用食平疴（疾病治疗）、释情遣疾（心理治疗）者，可谓良工（好医生），长年饵生之奇法（生食），极养生之术也（是很好的养生术）。夫为医者，当须先洞晓病源，知其所犯，以食治之，食疗不愈，然后命药。"他还引用古代神医扁鹊的话说："不知食宜者，不足以存生也；不明药忌者，不能以除病也……"由此可见中医对食疗、食养的重视。

　　中医食疗营养学的特色，在于对人体机能状态进行宏观调控。人的机能状态过强为阳，过低为阴。在中医看来，任何食品都能对调节人体阴阳平衡发挥作用，而人能保持阴阳相对平衡的状态，就能健康长寿。这与西医生理学的人体内环境稳定学说不谋而合。西医的长处在于微观分析，其营养学讲究分析食品营养成分，研究各种营养成分在机体新陈代谢过程中所发挥的微观调控作用。但是在日常生活中，我们总不能每天都抽血化验，看看什么成分多了，什么成分少了，以此来指导饮食安排，所以还是得用中医整体调控阴阳平衡的理论来指导日常生活。凡事"勿太过与不及"，饮食要多样化，给身体以自动调节、自由选择的余地，好吃的也要适可而止，以免营养失衡。对于人体这样复杂的系统，中医的调控艺术是充分利用人体本能的自动调节，这就是抓住影响全局的关键部分，首先从整体上调整好，即"虚则补之，实则泻之，寒则热之，热则寒之"。至于微观层次的生物化学反应，则由人体自动调节机能来完成。当然，如果在病理情况下，人体的自动调节机能难以完成任务，现代医学通过化验分析，进行微观调控也是十分必要的。此外，现代医学使我们对于自身的了解细致入微，也有利于减少宏观调控的盲目性。因此，我们主张中西医结合，取长补短，以利于指导养生实践。

《餐桌上的养生经》系列丛书，就是在上述理念指导下，广泛收集中华民族千百年来饮食保健的宝贵经验，并结合现代研究的验证，以确保其内容的科学性。尽管从主观愿望上，想以古今实践和现代研究为基础，深入浅出地介绍一些必要的中西医学知识，做到通俗易懂、方便实用，以便利用餐桌来维护身心健康，但是学识水平所限，难免有不尽如人意甚至谬误之处，诚恳希望同道和读者批评指正。

宋天彬　刘占文　谨识

乙酉年　孟春　于静心斋

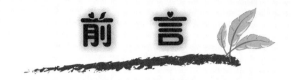

前　言

人类死亡的第一杀手就是心血管疾病！

世界卫生组织前总干事中岛宏先生曾指出，大约在2015年，发达国家和发展中国家人口的死因大致相同——生活方式疾病将成为世界头号杀手。世界卫生组织指出，全球有94％以上的人处于亚健康状态，其中大多数或绝大多数是患富裕病或有患富裕病初期症状的人。随着人们生活水平的提高，产生了"富贵病"，或叫"生活方式病"。不科学的生活方式是引起此病的主要原因。生活节奏快、运动减少、压力增大、高热量饮食摄入、脂肪过剩、饮酒吸烟等，导致了许多"生活方式病"的发生。

根据第三次全国膳食营养调查：

● 全国每年约有200万人死于心脑血管疾病，心脑血管疾病被列为居民死亡原因中的首位。

● 21世纪全国高血压患者已超过1亿人，涉及几千万个家庭。

● 全国超重肥胖者已达7 000万人。

● 高脂血症患者有9 600多万人。

● 北京市有高血压患者200万人，与高血压密切相关的脑中风患者3万人。

据世界卫生组织预测，至2020年我国因慢性病死亡者将占总死亡人数的79％，其中心血管疾病将成为人类死亡的头号杀手！

鉴于以上原因，我们编写了本书，从科学饮食的角度向读者推荐防治"生活方式病"的有效方法。

特别需要指出的是，心系疾病一般都是禁忌服用酒精饮料的，但本书中从中医特色出发，在某些疾病的食疗方中配列了药酒方，请各位读者在使用之前咨询中医药专业人士，小心选用。

编　者

目 录

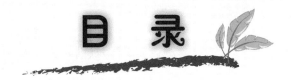

上篇：认识心

心脏的功能与特性……………………………… 2

心脏的形状与位置……………………………… 5

心脏健康的"天敌"与"杀手"……………… 7

心脏的保健与调养…………………………… 12

冠心病………………………………………… 18

心律失常……………………………………… 23

高脂血症与肥胖症…………………………… 27

高血压………………………………………… 30

其他心系疾病………………………………… 34

"富贵病"的"克星"………………………… 40

食养"高低杠"……………………………… 43

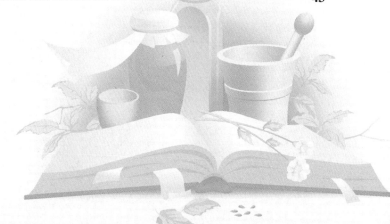

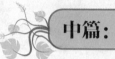

中篇："吃掉"心病

米面杂粮——五谷为养 ·· **48**

1 绿豆 / 48   *5* 荞麦 / 55   *9* 豌豆 / 61   *13* 粳米 / 66

2 玉米 / 49   *6* 粟米 / 57   *10* 玉米须 / 63

3 燕麦 / 51   *7* 番薯 / 58   *11* 小麦 / 64

4 大豆 / 53   *8* 大麦 / 60   *12* 豆腐 / 65

附：·· **67**

1 食醋 / 67   *2* 酒 / 68

四时蔬菜——五菜为充 ·· **70**

1 洋葱 / 70   *10* 香菇 / 83   *19* 藕 / 94   *28* 芦笋 / 105

2 大蒜 / 72   *11* 番茄 / 84   *20* 海带 / 95   *29* 腐竹 / 106

3 芹菜 / 73   *12* 茄子 / 85   *21* 茭白 / 96   *30* 菊花脑 / 106

4 苦瓜 / 75   *13* 黄瓜 / 86   *22* 芋头 / 97   *31* 竹荪 / 107

5 萝卜 / 76   *14* 冬瓜 / 87   *23* 土豆 / 98   *32* 空心菜 / 108

6 胡萝卜 / 77   *15* 南瓜 / 88   *24* 山药 / 99   *33* 绿豆芽 / 109

7 白菜 / 78   *16* 荠菜 / 89   *25* 甘蓝 / 100   *34* 槐花 / 110

8 黑木耳 / 79   *17* 菠菜 / 91   *26* 马齿苋 / 101

9 银耳 / 81   *18* 茼蒿 / 93   *27* 发菜 / 103

附：·· **111**

茶叶 / 111

水果坚果——五果为助 ·· **113**

1 山楂 / 113   *6* 西瓜 / 121   *11* 柚子 / 127   *16* 荸荠 / 133

2 猕猴桃 / 114   *7* 柿子 / 122   *12* 桑椹 / 129   *17* 椰子 / 134

3 苹果 / 116   *8* 枣 / 123   *13* 栗子 / 130   *18* 花生 / 135

4 桃子 / 118   *9* 龙眼肉 / 125   *14* 金橘 / 131   *19* 莲子 / 136

5 香蕉 / 120   *10* 葡萄 / 126   *15* 葵花籽 / 132   *20* 莲心 / 137

附： ·· **137**

    1 荷叶 / 137   *2* 蜂蜜 / 138

鱼肉蛋类——五畜为益 ··· **140**

    1 兔肉 / 140   *6* 鸡肉 / 145   *11* 黄鳝 / 149   *16* 鲍 / 154

    2 鸭肉 / 141   *7* 海蜇 / 146   *12* 鲤鱼 / 151   *17* 鱼翅 / 155

    3 牛肉 / 143   *8* 淡菜 / 147   *13* 鲫鱼 / 152   *18* 鸡蛋 / 155

    4 猪肉 / 143   *9* 海参 / 147   *14* 带鱼 / 152   *19* 牛奶 / 156

    5 猪心 / 145   *10* 甲鱼 / 148   *15* 泥鳅 / 153   *20* 蚕蛹 / 157

食疗相关知识 ··· **158**

    1 发物 / 158   *4* 药膳中药物的处理方法 / 159

    2 忌口 / 159   *5* 四气五味 / 160

    3 十八反、十九畏 / 159   *6* 归经 / 160

下篇：养心大套餐

心脏本身的疾病 ·· **162**

一、冠心病 ··· **162**

二、心肌炎 ··· **172**

三、风湿性心脏病 ·· **179**

四、心力衰竭 ·· **183**

五、心律失常 ·· **188**

六、心血管神经官能症 ·· **194**

血压异常类疾病 ··· **200**

一、高血压 ··· 200

二、低血压 ··· 212

血管疾病 ··· **222**

　动脉硬化 ··· 222

其他心系疾病 ··· **241**

一、高脂血症 ··· 241

二、肥胖 ··· 252

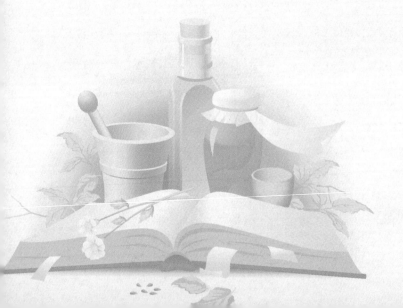

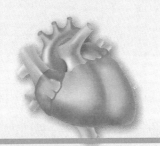

上篇：认识心

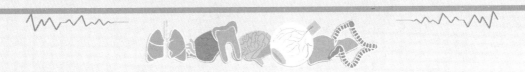

    心是人体诸脏的核心，古人称之为"君主之官"。《辞海》对心的解释是："①人和脊柱动物推动血液循环的肌性器官；②中医学名词，五脏之一。"心"身居"胸腔，与肺为邻，与血管相连，它以其有节奏的跳动，推动着血液的循环；心还兼有"藏神"等功能，以至于许多成语、口语中均离不开"心"字，诸如"心想事成""心神不宁""记在心上"……

    "心病"的"家谱"也很复杂，包括心脏本身的疾病（如冠心病、心功能不全等）以及"藏神""主血脉"等功能失常所导致的病变（如高血压、动脉硬化、高脂血症等）。

    为了正确地掌握"养心"的基本知识与方法，我们以"认识心"为开篇，使大家对其结构、功能以及常见的病变有一个大概的了解。

"心"是一个肌性的"泵",通过其"年中无休"的跳动,推动着血液循环往复地运行;"心"又是一个大家族,担负着人体内多项重要的"使命";另外,它又与其他器官联系密切。在认识"心病"及其调养方法之前,首先必须了解——

心脏的功能与特性

1 心的功能

心脏承担着人体十分繁重的任务和重要使命。

其一,推动血液流动。心脏在血液运行方面起到了类似于水泵一样的作用,只不过泵的不是水而是血。在生命的每一天,人体通过心脏的跳动,使5 000~6 000毫升的血液在总长约12万公里的血管中川流不息地运行。流动在血管中的血液,不断地从肺脏摄取氧气、从消化道摄取养分,并以此滋养着全身300余万个细胞,同时带走二氧化碳和代谢产生的其他废物。心脏以及与其密切相关的血管、血液片刻也不能"休息",如果这一系统(医学上称其为"循环系统"或"心血管系统""心脑血管系统")的"工作"稍有"不周",人体就会出现多种疾病。如果心脏停止跳动,使氧气的供给停止片刻,则体内任何一个细胞都将无法忍受。对于大脑来说，对氧的要求就更高了，如果头部在数分钟内不能供应血液，人就将失去知觉。因此，人们至今仍然习惯地将人的死亡委婉地称为"心脏停止了跳动"。

其二，参与精神活动。除了泵血功能之外，心还与人的脾气、性格、记忆、思考等有关。人们常说的要将某事"记在心上"、放在"心里想想"，家长教育孩子要"用心学习"，如此等等，指的都是心除了泵血外的特殊功能，中医则将这些功能概括为"心主神明"（心的泵血功能概括为"心主血脉"）。科学家在近年的研究中发现了一种由心脏分泌的、被称为"心钠素"的物质，就是与人体精神情志活动密切相关的物质。

2 人体的"最高统帅"

"心为君主之官"是中医学对心脏功能的概括。由于时代背景的不同，中医说的心脏与西医的概念并不完全相同，西医从解剖形态结构的角度来认识心脏，中医则是从整体功能状态的角度概括心的功能，所以中医把高级神经系统的一些功能也归纳到心功能里面，形象化地把它比喻为一个国家的统领。

中医认为，心在生命活动中起着主宰作用，所以称为"君主之官"。心脏的行血、肺的呼吸、脾胃的消化吸收、大肠的传导、膀胱的贮尿和排尿、胆的贮存和排泄胆汁、四肢的屈伸、眼睛的视物功能、耳朵的听音功能、舌的感味功能等人体所有的生理活动，无一例外，都是在心的主宰下进行的，正如中医的经典名著《黄帝内经》中所说："心者，君主之官，神明出焉。"如果心主神明功能正常，人体的各部分的功能相互协调，彼此合作，互助互用，则全身泰然；若心神不明，人体各部分得不到应有的协调和控制，因而产生功能紊乱，则表现为疾病，甚至危及性命。可见，心神之正常与否，直接关系到全身脏腑之治与乱，决定着生命的存与亡。

中医学认为"心主神志"，就是说心统率着人的心理活动。《黄帝内经》认为能担任反映客观事物各种功能活动的是心脏。这一认识，几千年来广泛流传于人民群众之中，故有"心情""心意""心思""心愿"等词语，并成为人们的习惯用语。心主宰人体的心理活动，包括人类精神生活的方方面面。除了思维活动外，心还是人们情志发生之处和主宰者。人的忧、思、怒、恐、喜等情感都与心密切相关，可以说心既主宰思维意识活动，又控制着七情等情感、情绪。

3 人体的"生命之泵"

中医学认为"心主血脉"，指的是心气推动血液在脉中运行、流注全身，并发挥其营养和滋润作用。血液在心和脉中流动，周而复始，循环往复。只有心气推动心血运行，才能使血液流行，脉管搏动，全身的五脏六腑、形体官窍才能得到血液的濡养，以维持生命活动。如果心气衰竭，则血液运行将停止，心与脉的搏动亦消失，生命也随之终结。

从现代科学来看，心脏是血液循环的"动力泵"，也是人体的"生命之泵"。心脏的泵血时刻关系着人的生命和健康。由于心脏的"泵"的作用，血液循环才得以维持，血液从心脏射入动脉而分布于身体各部位和器官，再由静脉还流于心脏。血液的流动直接取决于心脏的泵血能力，如果心脏不能实现泵血功能，动脉血压即迅速下降，全身各器官供血不足，从而发生功能障碍以至于危及生命。

在回答了"什么是心"和"心有哪些作用"这两个问题之后，我们有必要问另外两个问题：心居何处？其貌如何？也许有人会说，左胸部的搏动处就是心，"♥"就是心。是的，这样的说法基本上是对的，但不够确切，这里我们就向读者介绍——

心脏的形状与位置

1 心的"长相"

心脏大体上像个茄子，位于胸腔中部、胸骨之后，尖端朝下并向左偏60度。心脏约有两只手重叠握成的拳头那么大，重量则因人而异。身材矮小的女性，心脏可能只有200克，而身材高大的男性，心脏则可重达350克。即使性别、年龄、身材、身高、体重相同的人，心脏的大小和形状也略有不同，一个人的心脏，在轮廓上与其本人的身材大体一致。一般来说，心脏平均长约11厘米、宽约9厘米、厚约7厘米。需要说明的是，心脏并非越大越好，相反，心脏增大是一种病态，医学上称为"心脏肥大"，往往是高血压病进展、心功能减退的重要指征。心脏病患者就诊时，医生根据需要有时要求患者拍摄X线片，其目的之一就是借以了解心脏的大小。

2　心的"邻居"

心脏与肺共居胸腔，在正常情况下，两者互相合作、协调，使人体生命活动得以正常维持。在疾病状态下，心肺两脏也会互相影响。正因为如此，人们常将心肺功能作为评定人体体质好坏、推测人体疾病预后的重要指标。

心脏之下还有肝、胆、胃、胰等器官，它们之间隔着一层横膈膜（又称为"膈肌"），其关系是名副其实的"一墙之隔"，这就使得心脏病导致的疼痛与肝、胆、胃、胰等脏器疾病引起的腹痛有时很难区别。因此，医生对一些原因不明的腹痛患者作心电图检查，目的就是要排除心脏病，尤其是心肌梗死的可能。

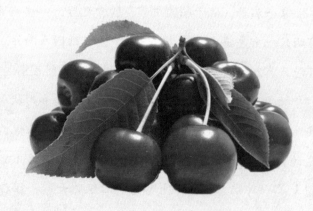

心脏疾病种类繁多，危害极大。近年来，它一直是导致人类死亡的首要原因，因此专家、学者都将心脏病称为危害人类健康的第一杀手。因此，养心自然成为人们追求健康长寿的重要内容，而养心的关键是及时地识别和消灭——

心脏健康的"天敌"与"杀手"

1 不良的生活方式

从世界范围来看，"生活方式病"将成为21世纪危害人类健康的头号杀手，其中不良的饮食习惯是引起现代富贵病的重要原因。例如，"洋快餐"带来的高热量摄入、脂肪过剩，频繁应酬导致的烟酒过量，过度依赖汽车、电梯等导致的运动不足，如此等等，均可使人体血脂、血压、血糖增高以及肥胖、血管硬化，严重影响心脏的功能，并可引发多种心脑血管系统的疾病，例如冠心病、脑动脉硬化等，这些疾病都很顽固，其中有的还是致命性的。

另外，社会竞争激烈、生活节奏加快、精神负担加重、工作压力增大、A型性格人群增加等，这些现代社会发展中的新问题，也无一例外地影响着心脏的功能，导致心脏病发病率的上升，并使心血管疾病成为危害人类健康的第一杀手。

2 不良情绪状态

最近，美国科学家进行的一项大规模研究结果表明，消极的心理和情绪，如忧郁、焦虑、愤恨等均会对男性的心脏造成损害，特别容易引起冠心病。恐惧、暴怒、愤恨、失意、焦虑等不良情绪都会对大脑的高级神经系统产生刺激，首先是刺激脑垂体，进而刺激甲状腺和肾上腺过多地分泌某些激素，这些激素可以使心脏跳动加快，脉搏增加，血压升高，这无疑会使心脏的负荷加重，同时也增加了心脏对氧和血液的需求。如果这种需求一时不能满足，就会发生心绞痛。另外，血压升高也可以引起心律不齐，并使血液趋向浓缩。

当人们感觉心情愉快的时候，脑内就会分泌出有助于缓解精神紧张的β－内啡肽等内源性吗啡样物质，乐观、喜悦的情绪能调整大脑皮质的功能和整个神经系统的张力，促使皮质激素与脑啡肽类物质的分泌，使机体抗病能力大大增强，即使患病也容易不药自愈。

3 A型性格

有些人起得很早、睡得很晚，为了追求商业或其他方面的成就而不停地奋斗，他们将是心脏病的"候补"患者。心脏病的发作往往是人们为了达到某种欲望、目的而付出的代价！其中"A型性格"（又称"事事好强性格"）的人与"B型性格"（"又称事事淡然性格"）的人相比，患心脏病的概率要大3倍左右。A型性格的人往往说话快而急躁，经常会猛然打起手势，有时紧握拳头，动作敏捷；他们总觉得时间不够用，时间过得太快，来不及完成每一天要做的事情，很少挤出时间去从事一些业余爱好，不希望把时间浪费在一些家务琐事上，认为时间应放在更有意义的事情上；在考虑某个问题的时候，有可能还要同时考虑第二个问题；在饭店、车站、码头或机场耽误时间，他们会感到生气、惋惜。A型性格的人整天在追求那些认为自己应该拥有的东西，比如较高的社会地位、漂亮的房子、丰厚的收入等，可他们忽略了生活的品味，比如艺术的熏陶、对自然的欣赏等等。

既然A型性格会给自己的健康带来不利，学会控制情绪就是当务之急了。专业人士给爱着急的A型性格的人提出6点建议：①如果你心里有不愉快的事，不要自己琢磨个没完；②要学会找乐，排遣自找的烦恼；③千万不要认为处处都是自己聪明；④不要随便发怒；⑤人有时需要让步；⑥不要对什么事情都抱过高期望。

总之，一个人的性格属于哪种类型，更多取决于后天培养、教育，而不是取决于先天遗传。西方的格言说："行动养成习惯，习惯形成性格，性格决定命运。"虽然中国谚语说"江山易改，秉性难移"，但实际上，性格也是可以慢慢改变的。

4 可怕的紧张

一项调查结果表明，在100名冠心病患者中，有91名是由于对自己的工作不满意而造成情绪上的压力引起的。

另一项调查研究表明，一些年轻的冠心病患者，他们最典型的特点就是"不懈追求"，甚至在空闲时间也是如此。这类人可以说没有休息，一旦处在休息时，他们往往感到内疚。

自从对心脏病的发作有了记载以来，人们逐步观察到，紧张的生活状态对心脏病患者来说，可引起严重的甚至是致命性的发作。

精神紧张不仅会使人体血压升高，也可使血脂升高。情绪激动等不良精神刺激可以促使冠心病患者发生心绞痛，可以促使高血压病患者发生中风，可以促使肺心病、风湿性心脏病及心力衰竭者的症状加重，这些都是屡见不鲜的。如果我们仅仅知道"紧张"的可怕，还是不能避免心脏病的发作。为什么这样说呢？请看一个活生生的事例：美国一位当代有影响的心脏病专家佩奇博士，他经常向人们宣传如何预防心脏病。在生活中他为了保持血中胆固醇的正常，十分注意饮食，并且热爱网球运动，平时宁愿步行也不坐车。我们几乎可以认为他是健康生活的典范，然而他忽略了一个非常重要的危险因子，那就是"紧张"。有一天，他在芝加哥完成一项关于高血压饮食控制的会议后，本计划到另一个城市参加另一个重要的会议，但是天公不作美，由于天气的原因，飞机起飞要延迟8个小时，他焦急地在机场踱来踱去，紧张又烦躁，就是在这个时候，他突然感到胸部有些发痛，第二天他就心脏病发作了。他个人也认为，这次发作的原因就是因为"紧张"，但是他的觉悟为时已晚，最后还是因心脏病发作去世了。人们都为他感到惋惜。

5 过喜伤心

心的生理活动与情志中的"喜"有密切关系。喜，一般是对外界的良性反应，有益于心脏的正常生理功能。喜悦的心情，能提高脑力劳动的效率，对心神有利；还能使人放松，改善血液循环，对心主血脉的功能也有利。但是喜乐过度又可伤神，使心神涣散不收，注意力难以集中，甚者还会导致"范进中举"式的悲剧。所以为了心脏的健康，我们还要保持平静而愉快的心情。

6 大汗"损"心

心与汗关系密切，中医学认为"汗为心之液"。人体的出汗有两种。一是散热性出汗，当天气炎热、衣被太厚或动而生热时，体内之热量随津液外出，以达到散热的目的，这类出汗是心阳旺盛的表现。但是，如若汗出过度，则会使心之阳气随之耗损，伤及心脏功能。二是精神性出汗，是指精神紧张或受惊吓时出的汗。由于心为五脏六腑之大主，主宰着人的情志活动，故因精神情志引起的出汗与心直接相关，多为心阳虚的表现，也就是说是一种病态。

心脏的结构精细复杂，心脏的功能多种多样，心脏的"杀手"随时可见。要科学合理地养心，必须保持心脏结构的完整，清除心脏健康的"杀手"，以维护其功能的完善；同时还应该懂得——

心脏的保健与调养

1 心病的简易判断方法

有经验的中医师依据面色、舌色、胸部感觉和脉象四个方面的表现，常常能初步了解患者心的功能是否正常，如果是有病的话，那么也可大致了解其性质与程度。如面色红润，舌的颜色淡红、滋润有光泽，胸部舒畅，脉和缓有力，预示心主血脉的功能正常；面红、舌红、舌尖深红色起刺、胸中烦热、不易入睡，脉跳动次数增多，则表示心火偏旺；面部颜色和舌的颜色都是淡白无华，经常自己感觉心跳加快、心慌，则表示心血虚；面色和舌的颜色均较暗，舌上可见紫色瘀斑，胸前常闷痛，轻者一会儿就停止，重者可痛得面青、唇舌俱紫、汗出如珠，表示心有瘀血，疾病往往比较严重。

2 养心益寿

健康与长寿是人们梦寐以求的共同愿望，只有健康才能长寿。有了健康，生存有了价值，长寿才有意义。不管衰老的本质是什么，所有研究者都有一个共同的结论："人的自然寿命应该比现在长得多。"我们自古就喜欢说"松柏长青"，日本人喜欢"龟山""龟田"这类词，这是一些良好的愿望，但却代替不了真正的科学。在没有意外伤害的情况下，健康的人应该能活多少岁？也就是人的寿命有多长呢？科学家们为此进行了长期的研究。他们认为：

如果以人的自然寿命应是生长期的5~10倍来推算，人的生长期是20~25年，那么自然寿命应为100~170岁。

如果以动物的性成熟期的8~10倍来计算，人的性成熟期是14~15岁，则自然寿命应为110~150岁。

如果以细胞分裂次数与分裂周期相乘计算，人的细胞分裂次数是50次，平均每次分裂周期为2.4年，则人的自然寿命应为120岁。

从以上三方面来看，把人的寿命定为120岁应该是没有问题的。很可惜，绝大部分人都没能活到这个年龄！我们常说"长命百岁"，从理论上来说这是一个保守的指标，100岁死亡的也是"早死"。"早死"的主要原因是什么呢？首先是心血管疾病，其次是癌。现在，这些危害人类的疾病已越来越被人们所认识。如果能避免这些疾病，保持健康的身体，相信大多数人都能活到120岁！心血管疾病是人类健康的头号杀手。2003年全球死于心血管疾病的人数达1 670万人，占年度总死亡人数的29.2%。由心血管疾病引发的死亡约80%发生在中低收入国家，且多在壮年时期侵袭人们的健康。有研究表明，心血管疾病正开始对亚洲人的健康和财富构成新的重大威胁。世界卫生组织指出，目前全球每年有1 700万人死于心脏病或其他心血管疾病，约占全球死亡人数的1／3，预计到2020年这个数字将有可能突破2 000万。为此，专家呼吁：为了你的健康长寿，请注意"养心"！

3 微笑面对压力

我们人人都要承受各种压力，人一出生所面临的第一个压力就是缺氧，所以我们才"呱"的一声张开嘴巴来用力呼吸。在往后的日子里，我们面对更多的压力——遭受自然界的寒暑、灾害等，工作的压力，疾病的困扰，还有来自周围同事、亲友等各方面的压力也为数不少；对于那些承担维持生活、教养子女、赡养父母的中年人来说，压力更大。当然有些压力和紧张是有益的，对人们是一种鞭策、激励，但是，很不幸的是，也有很多人却为此付出了惨重的代价。

笑，能使我们摆脱严肃的思考，忘却疲劳、烦恼，带来愉悦的心情，这样有利于大脑皮质功能的调整和提高，所以笑是健康的"友人"。作家高尔基这样描写一位伟人："说来甚至奇怪，那样严肃的一个现实主义者……能够笑得像孩子一样，笑得流泪，笑得喘不过气来，要这样笑必须有坚强的精神上的健康。"人们首先应当认识到消极情绪给身体健康带来的损害，积极调节自己的情绪，遇到不顺心或烦恼的事应学会为自己开脱。每个人在自己的生活中都会遇到这样或那样不顺心的事情，应当学会以积极的态度处理这些事情，而不是以消极的态度将这些不顺心的事情闷在心里，致使心脏长期处在重压之下。

所以，人们常说："笑一笑，十年少；愁一愁，白了头。"为了你的健康，请学会并保持"微笑"！

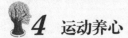
4 运动养心

汽车的出现纵容了人们的惰性，人们常常以乘车代替步行，从而减少了身体必要的活动，以致过早患上心脏病。心脏是一个肌性器官，和其他肌肉一样，就是要使用它。运动强健心脏的理论依据是：经过反复适宜运动锻炼的心脏，工作效率较高，虽然每分钟跳动次数较少，但却能得到供应身体所需要的氧，并以较低血压发挥其功能，在两次收缩期之间休息时间较长，而且心脏本身需氧量也较少。

伦敦大学一位研究人员曾发现，市内公共汽车驾驶员的冠心病发病率比售票员高30%，更值得关注的是，即使售票员得了冠心病，康复的比例也较高。美国波士顿曾有这样一篇报道：一个平时很少运动，体重过重的患者，在56岁时发生中风，之后他坚持体育锻炼，每天跑3~5公里，体重也减到了72公斤，身体健康得到了恢复，并且想吃什么就吃什么，不需要再限制热量的摄入。

步行和跑步都是理想的运动方式，能使较大的肌肉很好地活动，能量消耗的程度也可以得到调节，这两种锻炼方法不需要什么特殊的装备，人们几乎在任何地方都可以进行。其中，慢跑是一种生存保险，是一种延长寿命的投资。在慢跑时，开始步子要慢，逐渐增加跑步距离直至最适合的里程。跑步不要过量，否则会使你下次跑步时犹豫不决。此外，跑步要配合深呼吸，若在跑步完成后感到两腿肌肉发胀，则应该在停下来之前再慢慢走大约半公里即可。另外，骑自行车和游泳也都是很理想的运动方法。

运动能使患者以一种积极的态度来对待疾病，使患者积极主动地采取措施去战胜疾病，并将患者的自我康复与医生的治疗密切联系起来。但是如果只是为了运动而运动，不仅对身体无益还可能有害。一个情绪紧张、烟瘾较大、体重较重同时为所承担的职责而烦恼的人，每天慢跑多远都是没有意义的。如果他们改变一下生活方式，如戒烟、减轻体重，并在心理上做适当的调整，那么慢跑就是必要的事情了。

任何打算进行体育锻炼的人，都应该在运动之前请医生检查一次。长期不参加运动的人，要有一个适应过程，逐渐增加运动量。运动量因人而异，运动时间以每天半小时到1小时为宜。

为了使运动养心取得最好的效果，运动时应注意以下事项：

（1）运动强度要适宜。如果在运动10分钟后即气喘吁吁，心脏跳动次数在100次以上，或运动后2个小时仍感到很累，或运动后睡不好觉，那么就说明运动太剧烈了，应适当减少运动量。

（2）运动之前要减肥。体重过重的人在参加剧烈运动之前，要逐步减肥，以减轻心脏的负担。

（3）制订计划要合理。如果你在过去10年或15年都不太运动，不应该一开始就参加剧烈运动，而应当与医生商订一个运动计划，循序渐进。

（4）生活方式要健康。改变暴饮暴食及其他不良的生活方式；运动与进餐之间至少应有2小时的间隔。

（5）准备活动要充分。每次运动前，要做5分钟的准备活动。

（6）温度、湿度要适宜。运动最适宜的温度是4.4~29.4℃，湿度在50%以下。

（7）遇到不适要暂停。如果出现以下任何一种症状时，都应立刻停下来，并及时告诉医生：运动时胸部、颌、颈部疼痛；感到轻度头疼或眩晕；心律不齐；恶心、呕吐等。

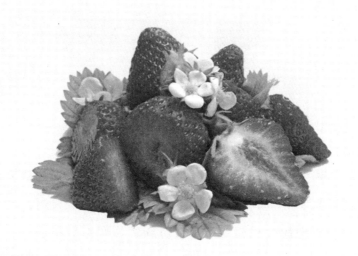

心脏通过其跳动，推动血液流向全身，各种营养物质则"随波逐流"，为体内的各项"工程"提供"能源"。当然，心脏本身也要不断地从血液中吸取养分。为心脏提供养分的血管称为冠状动脉，如果该动脉发生粥样硬化等病变，就会导致常见的——

冠心病

1 问题出在冠状动脉

心脏像个泵一样昼夜不停地工作，把血液输送到全身，维持人体的代谢。心脏是需氧器官，需要依靠营养物质持续性的有氧代谢，以产生足够的能量，维持正常的心脏收缩和舒张功能。心脏表面有条动脉，像帽冠一样围绕心脏，称为"冠状动脉"，就是它源源不断地向心脏供氧。当冠状动脉粥样硬化或痉挛时，冠状动脉循环障碍，可导致心肌缺血缺氧而引起心脏病，称为"冠状动脉粥样硬化性心脏病"，简称"冠状动脉性心脏病"或"冠心病"。冠心病是当前中老年人最常见的、危害最大的心脏病。冠心病最明显的表现为心绞痛，也就是突发性的、持续时间比较短的、多数人休息后可以缓解的以左上胸为主的胸痛。

2 "罪魁祸首"不止一个

冠心病的病因尚未完全明确，目前认为本病是多种因素作用于不同环节所引起的，这些因素称为"易患因素"或"危险因素"，包括年龄、性别、体重、家族遗传、饮食、吸烟、高血脂、高血压、糖代谢紊乱、职业等等。冠心病主要是中老年人的疾病，与年龄密切相关。性别与冠心病的发病率有一定关系，男性高于女性。流行病学资料和实验室研究表明，高血压、血清胆固醇过高和吸烟是冠心病主要的发病因素；而体力活动减少、缺乏体力锻炼、超重、糖尿病、饮酒、精神紧张、A型性格以及冠心病家族史都影响冠心病的发病率，被称为冠心病的"次要危险因素"。另外，各种心脏病都可导致猝死，但心脏病的猝死中一半以上为冠心病所引起。根据病变部位、范围和程度的不同，冠心病可分为隐性冠心病、心绞痛、心肌梗死、心肌硬化和猝死等5种类型。

3 有时并无自我感觉

有些冠心病患者自己并无大的不适，只有在心电图运动试验时，才会发现病变，称为"隐性冠心病"。它是指冠状动脉已发生病理变化，但患者无自觉症状，目前尚无法早期发现。心电图运动试验、超声心动图等不失为早期诊断的好方法。

4 心绞痛是典型表现

心绞痛是指由于冠状动脉供血不足，导致心肌急剧的、暂时的缺血与缺氧所引起的临床综合征。它主要表现为阵发性的前胸压榨性疼痛感觉，也可有烧灼感，但不尖锐，不像针刺或刀扎样痛，偶尔伴焦虑或濒死的恐惧感觉。发作时患者面色苍白、表情焦虑、心慌、气短、心率加快、血压上升。发作部位主要位于胸骨后部，有手掌大小范围，甚至横贯前胸，界限不很清楚。常伴心前区和左臂内侧、无名指和小指疼痛，或颈、咽、下颌部、牙齿、面颊疼痛。不典型的发作，疼痛可位于上腹部、颈、咽、下颌或背部，并可能伴有消化道症状。发作时患者往往不自觉地停止原来的活动，直至症状缓解。常发生于劳动或情绪激动时，疼痛出现后逐步加重，持续3~5分钟，休息或用硝酸酯制剂后消失，可数天或数星期发作1次，亦可1天内多次发作。本病多见于40岁以上男性，劳累、情绪激动、饱食、受寒、阴雨天气、急性循环衰竭等是常见的诱因。

5 心肌梗死最为凶险

心肌梗死是由于冠状动脉急性闭塞，使部分心肌因严重持久的缺血而发生的坏死。一般起病急骤，约1／3的患者在发病前1星期内出现前驱症状。心绞痛发作突然频繁或程度加重，或原无心绞痛者出现心绞痛症状。其临床表现主要是急性胸骨后疼痛，疼痛的性质和放射区与心绞痛相似，但较剧烈而持久，常持续数小时，甚至1~2天以上；多发于安静状态或睡眠时，用硝酸酯制剂无明显效果。疼痛时常伴有休克症状，如面色苍白、全身乏力、大汗淋漓、脉搏细而快、血压下降，甚至昏厥，严重者可出现心力衰竭。大部分患者伴有中度发热，持续约1星期。

6 心肌硬化也很可怕

心肌硬化是由于冠状动脉硬化，使心肌长期供血不足，导致心肌营养不良、萎缩、结缔组织增生而发生纤维化。表现为心脏扩大、心律失常或心力衰竭，属于危重症候。

7 早期发现及时治疗

40岁以后是冠心病的高发年龄，处于这个年龄阶段的人应按期常规进行体检，在没有任何症状的时候，半年或1年去医院做1次心电图检查。如果有以下情况，应及时去医院进行详细检查：

（1）劳累或精神紧张时出现胸骨后或胸部左上区的紧缩样疼痛。有时向左肩、左上臂放射，持续3~5分钟，休息后可自行缓解。

（2）在体力劳动时出现胸闷、心悸、气短的症状，休息后可缓解。

（3）夜晚睡眠枕头过低时，感到胸闷憋气，需要高枕卧位；熟睡或白天平卧时突发胸痛、心悸、呼吸困难，需要立即坐起或站立才能缓解。

（4）反复出现脉搏不齐、不明原因的心跳过速或过缓。

（5）饱餐、寒冷或看恐怖片时出现胸痛、心悸的表现。

（6）用力排便时出现心慌、胸闷、气急或胸痛不适。

8 中医论述胸痹心痛

中医有"真心痛""胸痹""厥心痛"的记载，其症状描述类同于现代医学的冠心病的表现。现代中医将冠心病归属为"胸痹心痛"，主要指心绞痛和心肌梗死。中医认为，该病是因为人体气血亏虚，加上痰浊、瘀血、寒冷等因素，导致心脏的血脉运行不畅而引起的，在治疗上主张用活血通络、化痰开结、温阳散寒等方法。

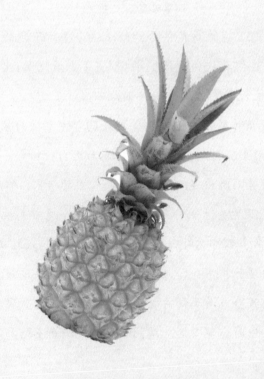

　　心脏的跳动是非常严密的，其速度不快不慢，其节律极为规则。这种严密性非但与心脏内部的生物电活动有关，而且受全身神经、体液的调节，并与人所处的状态有关。也就是说，这种严密性可因体内外多种因素的影响而遭到破坏，导致——

心律失常

1 心跳不齐

　　在人的生命活动过程中，心脏总是昼夜不停有节奏地进行着收缩和舒张。正常情况下，心脏冲动起源于窦房结，所形成的心律称为"窦性心律"。正常成人的窦性心律为每分钟60~100次。起源于窦房结的正常生物电，按照一定途径将激动传导至心房和心室，从而引起心脏有规律地收缩和舒张以维持正常的血液循环。当心脏发出冲动或传导功能发生异常时，就会发生心跳速度、节律上的异常变化，临床上将这种情况统称为"心律失常"。心律失常患者有的没有任何异样的感觉，有的会有心跳停止的感觉，有的可以感到心悸、心慌。心律失常发作时常伴有胸闷、气促，甚至眩晕、晕厥。

引起心律失常的原因很多，有些可能是神经功能性的，主要是自主神经系统对心律的影响，但多数病因是由于冠心病、心肌病、风湿性心脏病、病毒感染、炎症以及某些药物中毒引起的心脏损害，导致心肌缺血以及传导系统发生病变。

本病属于中医的"心悸""怔忡""眩晕""昏厥"等病证的范畴。多由情志不遂、劳神费心、饮食不节等因素导致心脾两亏、心肾阴虚或阳虚，但主要是心、肝、脾、肾受累，导致气血失调所致，以虚证多见。

2 窦性心动过速

正常窦性心律的冲动起源于窦房结，频率为每分钟60~100次。成人心率超过每分钟100次，便可诊断为"窦性心动过速"。窦性心动过速通常逐渐开始与终止，频率大多在每分钟100~180次之间，有时可高达每分钟200次。窦性心动过速常见于多种情况，健康人在吸烟或饮茶、咖啡、酒后，或体力活动与情绪激动时均可发生。某些病理状态，如发热、甲状腺功能亢进、贫血、休克、心肌缺血、充血性心力衰竭，应用肾上腺素、阿托品等药物亦经常引起窦性心动过速。窦性心动过速一般不必治疗。

3 窦性心动过缓

成人窦性心律的频率低于每分钟60次，称为"窦性心动过缓"。窦性心动过缓常同时伴随发生窦性心律不齐。窦性心动过缓常见于健康的青年人、运动员或处于睡眠状态时的正常人。其他原因包括颅内疾患、严重缺氧、低温、甲状腺功能减退、阻塞性黄疸，以及应用某些药物。无症状的窦性心动过缓通常无需治疗。如因心率过慢，出现心排血量不足的症状，或伴有心律失常，可应用阿托品等药物，但长期应用此药容易产生严重副作用，故可以考虑安装心脏起搏器。

4 房性早搏

当你感到心脏好像停跳了一次，或数脉搏时发现有间歇，往往是发生了房性早搏（简称"房早"）。正常成人大约60%有房早发生，通常无需治疗。各种器质性心脏病患者均可发生房早，往往是快速房性心律失常出现的先兆。当有明显症状或因房早触发室上性心动过速时，应给予治疗。吸烟、饮酒与咖啡均可诱发房早，患者应酌情戒除或减量。

5 心房颤动

心房快速颤动简称"房颤"，是一种很常见的心律失常，患者表现为脉搏跳动快慢强弱不一，往往感到心慌难受。据统计，60岁以上的人群中，房颤发生率为1%，并随年龄的增长而增加。阵发性房颤可见于正常人，常在情绪激动、手术后、运动或急性酒精中毒时发生。持续性房颤发生于原有心血管疾病者，常见于风湿性心脏病、冠心病、高血压性心脏病、甲状腺功能亢进、缩窄性心包炎、心肌病、感染性心内膜炎、心力衰竭以及慢性肺源性心脏病等。房颤症状的轻重受心室率快慢的影响，心室率超过150次／分钟，患者可发生心绞痛与充血性心力衰竭。心室率慢时，患者甚至察觉不到房颤的存在。但是如果房颤长时间得不到纠正，往往会在心房内形成血栓，有发生脑、肺等内脏及其他血管梗塞的危险。

6 病态窦房结综合征

病态窦房结综合征，简称"病窦综合征"，是由窦房结病变导致功能减退，产生多种心律失常的综合表现。患者可在不同时间出现一种以上的心律失常。病窦综合征经常同时伴发自律性异常和房室传导阻滞。患者出现与心动过缓有关的心、脑等脏器供血不足的症状，如表现为发作性眩晕、视矇、乏力等，严重者可发生晕厥。如有心动过速发作，则可出现心悸、心绞痛等症状。

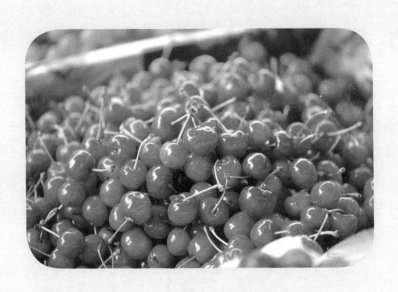

"心主血脉"，血液成分的改变、血管形态与功能的改变，均可影响到心脏的功能。许多血与脉的疾病，如高血脂、动脉硬化等，都可以损害心脏健康。因此，养心保心时，我们千万不可忽视防治——

高脂血症与肥胖症

1 吃出来的高脂血症

高脂血症是指由各种原因导致的血浆中胆固醇或甘油三酯水平升高或两者都升高的一类疾病。高脂血症主要分为高胆固醇血症、高甘油三酯血症和混合性高脂血症。高脂血症可导致动脉粥样硬化性心脑血管疾病，故应引起高度重视。近年来，我国居民的生活水平不断提高，但膳食结构却不够合理，造成高脂血症的发病率增高并趋向年轻化。

2 早期发现高脂血症

原发性高脂血症早期没有临床症状，不容易被发现。但如果出现视力下降，有可能是因为高脂血症引起视网膜血栓形成而引起；如果出现肢体乏力，可能是由于高脂血症导致闭塞性动脉硬化；如果出现头晕现象，可能是由于高脂血症造成脑动脉硬化以及血液黏稠度增高导致脑部缺氧。这些症状的出现都应该引起人们重视，注意化验血脂。同时若是短时间内进食过多而导致肥胖，则要适当注意控制饮食，减轻体重。

3　不可忽视的肥胖症

肥胖症是由于人体内脂肪积聚过多所致。当人体营养过剩时，以脂肪形式储存体内，体重超过理想体重的20%时，或体重指数（BMI）大于24者称为"肥胖症"。肥胖不仅影响人的美观、生活，而且对健康也有一定的危害性。肥胖者易患高血压、冠心病、脑血管意外、糖尿病、胆结石等。所以说"多去两斤肉，多增两年寿"。

早餐是一天中最重要的一顿饭！不吃早饭的人，在上午10点多便会饥肠辘辘，工作和学习效率降低，午餐时常过度进食，反而容易引起肥胖。早餐是人睡眠后的第一次进餐，消化道已基本排空，应给予足量的食物。研究表明，每天吃早餐在降低糖尿病和心血管病发病率方面发挥着重要作用。俗话说："早吃好，午吃饱，晚吃少。"人体内的各种生理和代谢变化都有其内在的节律，一般晚上迷走神经的兴奋性和胰岛素的分泌要高于白天，再加上晚间一般体力活动较少，从而有利于脂肪的积聚。因此，在实际生活中那些将晚餐安排得十分丰富而又过食的人，就比一般人容易发胖。若每天摄入能量相同，进餐次数少者要比进餐次数多者容易发胖，这是因为餐次多不仅能减少脂肪的积聚，而且对食欲有更好的控制。

肥胖的发生与多种因素有关。很多患者有肥胖家族史，往往父母肥胖，患者自幼也较胖。人体下丘脑内有调节食欲的中枢，当迷走神经兴奋而胰岛素分泌增多时，食欲常亢进，胰岛素有促进脂肪合成、抑制脂肪分解的作用。垂体功能低下，特别是性腺、甲状腺功能低下可发生特殊类型的肥胖。在临床上，肥胖以女性为多，特别是经产妇或绝经期后或长期口服避孕药的女性，这是因为雌激素与脂肪的合成、代谢有关。

肥胖可发生于任何年龄阶段，但多见于40~50岁的中壮年，尤以女性为多，60~70岁以上者较少见。男性脂肪分布以颈及躯干部为主，四肢较少；女性则以腹及臀部、四肢为主。

单纯性肥胖是生活条件较好的人群中营养过剩的一种疾病。据资料报道，30%~50%的肥胖患者并发高血压，并且发病率随肥胖程度而增高。肥胖者还容易患高脂血症和冠心病。可见，肥胖是影响人体健康的危险因素，预防肥胖可以降低心血管疾病的发病率。

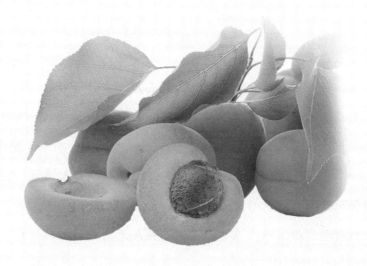

血压的高低是由心脏与血管弹性两个因素共同决定的。一定水平的血压，对于血液循环具有重要意义。血压过低，一些器官会出现血供不足；血压过高，则会使心脏的负荷加重，时间长了还会导致心脏肥大、功能减退。因此，欲养心保心，还须重视预防和治疗——

高血压

1 确认标准

我国65岁以上的老年人中，约1/3患有高血压。高血压并非只见于老年人，中年人也多有发生，并且青年人也有被高血压缠身的。高血压是指以体循环动脉压增高为主要表现的临床综合征，是最常见的心血管疾病。原发性高血压又称"高血压病"，患者除了可见与高血压本身有关的症状外，长期高血压还可成为多种心血管疾病的重要危险因素，并影响人体重要脏器，如心、脑、肾的功能，最终可导致这些器官功能衰竭。动脉压随年龄的增长而升高，同时心血管疾病的危险性和死亡率也随着血压水平的升高而逐渐增加，但很难在正常血压与高血压之间划一明确界限。现在通用的划分标准将血压及高血压病划分为以下几个类别：

（1）理想血压：收缩压120 mmHg，舒张压80 mmHg。

（2）正常血压：收缩压90~130 mmHg，舒张压60~85 mmHg。

（3）正常血压高值：收缩压130~139 mmHg，舒张压85~89 mmHg。

（4）1级（轻度）高血压：收缩压140~159 mmHg，舒张压90~99 mmHg。

　　亚组：临界高血压为收缩压140~149 mmHg，舒张压90~94 mmHg。

（5）2级（中度）高血压：收缩压160~179 mmHg，舒张压100~109 mmHg。

（6）3级（重度）高血压：收缩压≥180 mmHg，舒张压≥110 mmHg。

（7）单纯收缩期高血压：收缩压≥140 mmHg，舒张压<90 mmHg。

　　亚组：临界收缩期高血压为收缩压140~149 mmHg，舒张压<90 mmHg。

在约5%的高血压患者中，血压升高只是某些疾病的一种表现，称为"继发性高血压"。患者在早期常有头昏、头胀、头痛、失眠、耳鸣、心跳加快、性情急躁等表现。

2 病因种种

父母有高血压，其子女是否一定会血压高呢？其实高血压的病因很复杂，主要有遗传因素、长期精神紧张、饮食不节制、营养过剩等原因。

（1）遗传：父母均有高血压者，子女患高血压的概率明显高于父母均为正常血压者的概率。但遗传因素并不是主要的，不是父母有高血压，子孙后代就一定有高血压。起主要作用的还是后天因素。

（2）膳食因素：食盐的摄入量与高血压的发生密切相关，低钠摄入可降压，高钠摄入可使血压升高。如果过量摄入盐，使得水、钠潴留体内，盐水溶入血液，血容量增加，心脏排出量必然增大，阻力也会增大，时间久了就会导致高血压。所以每天吃盐多的地区，其人群中高血压的发病率也有明显增加。对于高血压患者要限制盐分摄入。

（3）肥胖：超重或肥胖可用体重指数（BMI）来衡量，公式为：BMI=体重（公斤）／[身高（米）^{2}]。BMI与血压呈正相关。

（4）其他：吸烟、过量饮酒、缺乏运动以及社会心理因素（如精神紧张、情绪激动、睡眠不足、压力过大等）也是导致高血压的重要原因。

3　影响心脏

供应全身的血液主要靠心脏左心室的收缩射血来完成，如果血压持续性增高，全身小动脉收缩、硬化，使心脏射血的阻力加大，左心室为克服阻力产生代偿性肥厚、扩张，最终可导致心力衰竭，这就是高血压性心脏病。

4　危害全身

高血压的主要病理变化是引起全身细小动脉硬化，主要造成心、脑、肾、眼底等重要器官损害而出现严重的并发症。

高血压对心脏的损害是最直接的，其可以促进冠状动脉的粥样硬化，导致冠心病，表现为心绞痛、心跳节律失常，甚至发生心肌梗死。据统计，高血压患者患冠心病的比例是血压正常者的2~4倍。高血压发病几年后常会出现高血压性心脏病。

5 中医论述

高血压病归属于中医的"眩晕""头痛""肝风"等病证范畴，并且与"中风""心悸""水肿"等有关。中医认为高血压的病因主要有情志失调、饮食不节、劳逸过度、内伤虚损和体质因素等。

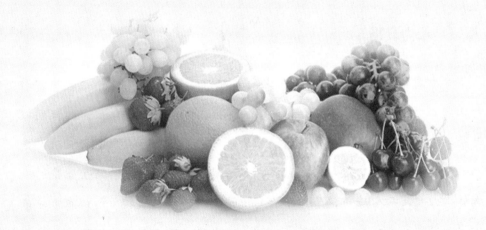

　　"心病"的种类很多，除了上述诸病外，还有多种性质不一的病证，它们如同一支支暗箭，不时从不同的方面给心脏以伤害，其中有的还是致命性的。因此，我们必须充分重视除了上述已经介绍的各种疾病以外的——

其他心系疾病

1 心力衰竭

　　心力衰竭是指在静脉回流正常的情况下，由于原发性的心脏损害引起心排血量减少，不能满足组织正常代谢需要的一种综合征。临床上以肺循环和（或）体循环淤血以及组织血液灌注不足为主要特征，又称"充血性心力衰竭"，常是各种病因所致心脏病的终末阶段。临床上常见的充血性心力衰竭病人缺钾，又由于长期使用利尿剂导致缺钾，所以患者应多食用含钾量高的水果，比如香蕉、橘子、大枣、番木瓜等。心衰分为左心室衰竭和右心室衰竭。左心室衰竭的临床表现主要是呼吸困难，严重者端坐呼吸、面色苍白、紫绀、大汗、阵阵咳嗽咯出大量红色泡沫痰、心率加快等；右心室衰竭的临床表现是长期内脏淤血引起的食欲不振、腹胀、恶心、呕吐、尿量减少、夜尿多、肝硬化等。

2 肺源性心脏病

肺源性心脏病主要是由于支气管-肺组织或肺动脉血管病变所致肺动脉高压引起的心脏病。慢性肺源性心脏病是由于肺、胸廓或肺动脉血管慢性病变所致的肺循环阻力增加、肺动脉高压，进而使右心肥厚、扩大，甚至发生右心衰竭的心脏病。根据发病部位不同其发病原因各有不同，既可由支气管、肺疾病造成；也可由胸廓运动障碍性疾病所致，如严重的脊椎后凸或侧凸、脊椎结核、类风湿性关节炎、胸膜广泛粘连及胸廓形成术后造成的严重胸廓或脊椎畸形等。

3 心肌炎

心肌炎是指由各种病因引起的心肌局限性或弥漫性的炎症，多数情况下，是全身疾病的一部分。心肌炎的临床表现取决于病变的广泛程度，其症状的轻重差异极大，轻者可无症状，重者可至猝死。一般症状为心悸、胸闷、气急、乏力、心前区隐痛等。引起心肌炎的病因有很多种，较常见的是微生物感染，包括病毒、细菌、霉菌感染等，其中以病毒感染最常见。另外还有变态反应、化学品或药物以及心脏区过度放射线照射所致的心肌炎等。病毒性心肌炎是临床上最常见的一类心肌炎。病毒性心肌炎病人常先有发热，全身倦怠感，即所谓感冒样症状，或恶心、呕吐等消化道症状，然后出现心悸、胸痛、呼吸困难、浮肿，重者可出现心源性休克。急性心肌炎的预后良好，多数可以完全治愈。但若在患病时处于过劳或睡眠不足等状态时，患者可能在短时间内病情急剧恶化甚至死亡。

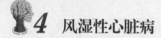

4　风湿性心脏病

风湿性心脏病（简称"风心病"）是风湿热急性发作后所遗留的心脏损害。风心病是我国最常见的一种心脏病之一，以20~40岁的青壮年最为多见。风湿热发作后遗留的心脏损害主要为心脏各瓣膜的损害，其中以二尖瓣受损率最高，表现为二尖瓣狭窄和关闭不全。轻者可无自觉症状，较重者有疲倦、乏力、心悸、劳累后呼吸困难等症状。

5　动脉硬化

动脉硬化一般是指动脉粥样硬化而言，它是动脉的一种非炎性、退行性与增生性的病变，最后结果为血管管壁增厚变硬、失去弹性与管腔缩小。本病主要累及主动脉、冠状动脉及脑动脉。患者多由于饮食不节制，过量摄入肉食，时间久了血液中胆固醇等血脂就会增高，血液黏稠，流动缓慢，使得胆固醇之类的东西沉积在血管壁上，使血管壁变厚，管腔变窄，出现动脉粥样硬化。动脉硬化多见于老年人，男性患者多于女性患者。我国动脉硬化的发病率为4.5%~15.5%。

（1）一般表现：脑力与体力衰退，体表动脉如桡动脉、颞动脉等触诊时可觉变宽、变长、迂曲及变硬。

（2）主动脉粥样硬化：一般没有症状。

（3）冠状动脉粥样硬化：可引起心绞痛、心肌梗死及心肌硬化等。

（4）脑动脉粥样硬化：脑缺血期引起眩晕、头痛及昏厥等症状。动脉血栓形成或破裂出血可引起脑血管意外，患者有意识突然丧失、瘫痪及失语等症状。脑萎缩时引起动脉硬化性痴呆，患者有精神变态、行动失常、智力与记忆力减退等症状。

6 低血压

高血压被人们称为"无声杀手"，但是人们对于低血压危害并不了解，其实高血压和低血压一样都是人类健康的"无声杀手"。低血压的诊断：一般认为以不同日测量3次的平均值，成人上臂动脉收缩压（高压）低于90 mmHg，舒张压低于60 mmHg，老年人血压低于100／70 mmHg。

低血压的患者往往好像没有特别的疾病，可是却常有头痛、目眩、肩膀僵硬、耳鸣、容易疲劳、身体倦怠、注意力不集中、失眠、忧郁、自卑感、不安感、手脚冰冷以及胃部压迫感，经常食欲不振、恶心、呕吐，偶有胸痛、心悸等。低血压有时是某种疾病的症状之一，此时只要治好疾病，血压就会自然恢复正常。例如，有十二指肠溃疡、心脏病、肺结核的患者，往往会有低血压的现象，若治愈上述疾病，则低血压就会恢复正常。

低血压患者于夏季时抵抗力尤其薄弱，一般人在夏天都有懒洋洋、不想做事的感觉，这是因为气温高导致交感神经容易松弛的关系。因此，人们到了夏天都有不舒服的感觉，而低血压患者的情形更严重，无论做任何事都没有耐力，容易疲劳，且恢复的速度亦较慢，意识带有朦胧的感觉，尤其是早晨醒来时，身体仍然软绵绵的，不想起床。

低血压对中老年人的健康尤其不利。人到中年后体内脂质代谢容易发生紊乱，各器官功能减退，动脉血管壁弹性减弱。如果这个时候再加上血压低，就会造成血流缓慢，血液中的脂质胆固醇含量升高，血液黏度增大，导致动脉硬化，血管的管腔变窄，心脏收缩无力，脑部的血液得不到很好的供应。轻则出现头昏、眼花、精神萎靡等脑组织缺血、缺氧的表现，重则导致脑血栓形成和缺血性中风。

很多人会把贫血和低血压混为一谈。贫血是血液中血红素的减少，也可以说是血液的异常，而低血压是自主神经功能异常所引起血液"容器"的异常，可见二者是两种完全不同的疾病。

低血压属于中医的"虚劳""眩晕""心悸"等病证范畴。西医对本病的治疗没有理想的方法，而食疗药膳治疗低血压则是很好的方法。

7 心血管神经官能症

心血管神经官能症是神经官能症的一种类型，是以心悸、胸痛、疲乏和神经过敏为突出表现的一个综合征，约占具有心血管症状患者的10%。本病是由于自主神经平衡失调所致，无病理方面的器质性病变。具有以下特点：

（1）多见于青年和壮年，以20~40岁为多发，并且女性发病明显多于男性，尤其更年期的女性更为常见。

（2）理化检查一般无器质性改变。

（3）症状复杂，容易复发，少数患者病程可达数年至数十年之久。

（4）临床表现主要有疲乏、心前区疼痛、心悸、心动过速、呼吸困难等。症状在受惊、情绪激动及久病后出现，多在入睡前、欲醒或刚醒以及情绪激动时复发；过度劳累或情绪波动时可使之加重。

中医将本病归为"心悸""怔忡""胸痛""郁证"等病证范畴。情志失调是本病的主要因素，其形成常与心虚胆怯、心血不足、心阳不振、阴虚火旺、血瘀阻络、水饮内停等有关。其病位在心，与肝、胆、脾、胃、肾有密切的关系。

8 中风

脑血管意外又称"中风"，它是由突然发生于脑部血管的病变所引起的脑功能障碍。严格地说，该病与心脏关系不大，但它又属"心脑血管病"的一部分，所以本书还是予以介绍。本病在临床上分为缺血性中风和出血性中风两大类，前者包括脑血栓形成和脑梗死，后者包括脑出血和蛛网膜下腔出血。国内外流行病学调查资料表明：脑血管病、心血管病、癌症为65岁以上人群的三大重要死亡原因。中风多发生于中老年人，其特点是起病急剧，发病率、病死率、病残率均较高，严重危害人类健康。所以，老年人中风的防治已成为社会和医学界所关注的重要课题。中风的主要表现为偏瘫、失语、昏迷。中风的主要病因是高血压和动脉硬化，另外还有先天性脑血管畸形、动脉瘤、血管瘤、脑肿瘤等。

随着人们生活水平的提高和疾病谱的改变，出现了一个新的名词——"富贵病"。以高血压、高血脂、高血糖、高体重为代表的"富贵病"，是影响人体健康的"致命四重奏"。为打破这种"四重奏"，应该努力寻找——

"富贵病"的"克星"

1　"病从口入"新说

俗话说"民以食为天"。人不吃饭不能生存，同样，不合理的饮食习惯也会导致疾病，影响人的身体健康。大量流行病学资料表明，饮食习惯与心、脑血管疾病的发生、发展关系密切，平素爱吃高脂肪、高胆固醇食物的人，心、脑血管病发生率比较高。减少胆固醇的摄入量可以降低动脉粥样硬化的发生率。饱和脂肪酸可增加血小板的活性和血栓形成倾向，从而加速动脉粥样硬化进程，最终导致心、脑血管疾病的发生；高盐饮食也是引起高血压病的因素之一。因此，应养成少盐、清淡饮食的习惯。

2 "科学饮食"新解

现代社会所带来的"富贵病""文明病"是一个跨世纪的难题，是人类健康的新威胁，但是这并不是说对这些病没办法。应该说这些病大部分是可以预防的，也是可以治愈的。

吃是人的本能之一。人类文明发展到今天，"吃"的学问已成为一门独立的学科。应该说绝大多数人还没有学会科学的"吃"，以致严重损害了健康。营养不协调对我国人民的体质、智力也带来了许多不利的影响。

由于饮食不科学所引起的健康问题大量存在，预防"富贵病"要从饭桌开始，在饮食与健康长寿问题上，人们常有一些似是而非的认识。

3 "人与血管同寿"

血管的功能正常与否，在心血管疾病中显得尤为重要。为了维持血管的弹性，我们要选择含丰富B族维生素、维生素C、维生素P、维生素E的食物。一项最新研究成果显示，人体若补充B族维生素，可以有效降低冠心病血管再度阻塞及其并发症的发生率。绿色蔬菜、谷类和胚芽富含B族维生素，如果人们每天摄取足量的此类食物，人体就可以吸收补充适量的B族维生素，获得清洁血管的保健效果。B族维生素可降低血液中胱氨酸的浓度，血液中胱氨酸的浓度过高是导致心脏病、脑中风及血管硬化的祸首。维生素P又叫芦丁、路通，有降低血管脆性和通透性、增强维生素C活性的作用，能有效地预防脑溢血、视网膜出血、紫癜等病证。维生素P

与维生素C共存于柑橘、葡萄、山楂、番茄等新鲜水果及蔬菜中。维生素E向来有"血管清道夫"之称，可防止过氧化脂质生成，是预防心血管疾病重要的维生素。富含维生素E的食品有植物油、杏仁、葵花籽、全麦、花生、芝麻、核桃、动物肝脏等。

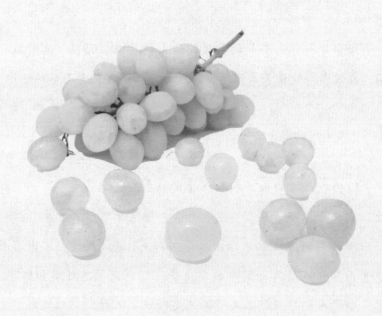

俗话说："水能载舟，亦能覆舟。"其实饮食也是如此，新鲜而富有营养的食品、科学合理的膳食结构与良好的饮食习惯，能使人"吃出"健康；反之，则可使人"后患无穷"，即所谓"病从口入"。科学饮食的关键是调控好——

食养"高低杠"

1 养心"三高"

引发心血管疾病的因素有很多，膳食结构的不合理是导致心、脑血管疾病的重要因素。因此，吃什么和怎么吃是预防和治疗心、脑血管疾病的大问题。所以，我们在饮食上提倡"三高三低"原则，即高蛋白、高维生素、高纤维素、低脂肪、低胆固醇、低盐，并应坚持少食多餐方式以中和胃酸，减少胃部的过重负担，避免过食辛辣刺激性的食物。

（1）高蛋白：古希腊人通常被认为是最早探索营养学奥秘的人。"蛋白质"一词在希腊语中的意思是"最重要的"。蛋白质组成了肌肉，同时它也是修复肌肉损伤的最基本的成分。国外一项医学研究结果表明：高蛋白饮食可保护心脏。美国波士顿哈佛公共卫生学院的营养流行病学家，研究检测了80 082名护士的蛋白质摄入情况，结果发现，蛋白质摄入较多的护士患心脏病的概率比那些蛋白质摄入量少的人要低25%。由此可见，高蛋白饮食可保护心脏。此外，研究中还发现动物蛋白质与植物蛋白质对心脏具有相同的保护作用。因此，饮食中应多选用瘦肉、鸡蛋、鱼类、豆制品、蔬菜、水果。贫血病人应多选用绿叶蔬菜、香菇、桃、杏、胡萝卜。流质饮食及半流质饮食可选用肝汤、肝泥、豆浆、豆腐脑、鸡蛋羹、奶类。

（2）高维生素：英国科学家最近的研究显示，每天补充一定量的B族维生素或者摄入富含B族维生素的食物有助于预防心脏病、中风以及血栓形成，对高危人群来说，尤其重要。B族维生素还能够协助人体内的活性酶分解并清除血液中一种名为高半胱氨酸的物质，通过减少高半胱氨酸含量从而降低中风和心脏病的患病危险。当心脏不能泵出足够的血液时，就会发生充血性心衰（CHF），通常的治疗方式是合理饮食、适当休息以及调整日常作息活动等。最近有研究发现维生素C对充血性心衰患者有益。美国最新研究发现，维生素B_6可以降低心脏病发生的机率，是很好的抗氧化剂，体内抗氧化成分较高的人，患心脏病的机率只有抗氧化成分较低族群的1/3。一项新的研究认为，维生素D可能会减少老年妇女患心脏病的危险。这可能是因为维生素D可以调节机体对钙的吸收。

可见，很多种维生素都具有保护心脏的作用，多食用富含维生素的食物，对防治心脏病十分有利。富含维生素B_1的食品有葵花籽、啤酒、酵母、火腿、小麦、燕麦、花生、芝麻、核桃、动物肝脏等；富含维生素B_2的食品有动物肝脏、牛奶、牛肉、啤酒、酵母、葵花籽、火腿、花菜、蛋类、鳝鱼、动物肾脏、豆类等；富含维生素B_6的食品有香蕉、荞麦、葵花籽、花生、番茄、肉类、豆类等；富含维生素C的食品有青辣椒、甜瓜、甘蓝、草莓、橙子、枣、山楂、刺梨、猕猴桃等；富含维生素D的食品有鳕鱼、鱼肝油、蛋类、大马哈鱼、金枪鱼、牛奶等。

（3）高纤维素：便秘和冠状动脉发生粥样硬化，其共同的原因就是由于饮食过于精细，缺少高纤维素食物。纤维素能对大肠产生机械性刺激，促进肠蠕动，使大便变软畅通，对于预防肠癌和由于血脂过高而导致的心脑血管疾病都有很大的好处。保持大便通畅，不仅有利于排出体内的胆盐、脂肪，降低血脂，预防冠状动脉的粥样硬化，而且有利于冠状动脉粥样硬化心脏病患者保持大便通畅，以避免在排便时因用力过猛而诱发冠状动脉破裂或痉挛。富含纤维素的食品有玉米、高粱、豌豆、白菜、豆芽、韭菜、竹笋、萝卜、荠菜、黄瓜、南瓜、苦瓜等。

2 养心"三低"

（1）低脂肪与低胆固醇：低脂肪、低胆固醇饮食是指将饮食中所含的脂肪和胆固醇限制在较低的水平。高胆固醇血症、冠心病和有冠心病危险因素的患者以及需要限制脂肪和胆固醇摄入的肝、胆、胰疾病的病人每日脂肪摄入量应低于40~50克，胆固醇少于300毫克，以降低血清脂质含量。饮食要求选用多不饱和脂肪酸的植物油如玉米油、豆油等，少用含饱和脂肪酸的动物脂肪；限制糖和甜食的摄入，适当增加膳食纤维的用量；选用生物价值较高的豆制品代替部分动物性蛋白质；采用蒸、卤、煮、烩、炖的方法以减少烹调用油。日常食用的低脂肪食物包括瘦肉、鸡肉、兔肉、鸽子肉、鱼肉、虾肉、各种蔬菜、水果及干果类和各种豆类及其制品。

（2）低盐：盐是左心室肥大的决定因素，而左心室肥大是心血管疾病患病率及病死率增高的最大危险因素。同时，盐敏感者进高盐饮食将增加蛋白尿及肾小球损伤的发生率，从而导致高血压。长期高血压可使左心室肥厚、扩大，最终导致充血性心力衰竭，并促进冠状动脉粥样硬化的形成及发展，使心肌耗氧量增加，可出现心绞痛、心肌梗死甚至猝死。另外，长期高血压可导致小动脉形成微动脉瘤，当血压骤然升高时可引起破裂而致脑出血。高血压还会促进脑动脉粥样硬化的发生，可引起短暂性脑缺血发作及脑动脉血栓形成。一项新的大规模联合试验重新支持严格限制食盐量，并将其作为一种降低高血压方法的健康饮食观点。即使对未患高血压的人来说，限盐饮食也是有益的，因为食盐中的钠离子具有增加血容量的作用，而血容量增加会加重心脏的负担。如果每餐都进食高盐饮食，就会长时间增加心脏负担。每日食盐量以5~8克为宜，原来摄入量高的人群可先减至10克以下。切忌食用盐腌制品，多吃清淡的食物，如蔬菜、水果等。

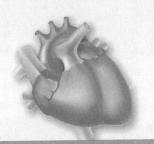

中篇："吃掉"心病

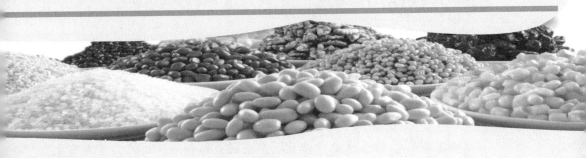

　　"心病"种类繁多，表现形式不一，对人体的危害程度各不相同。它们有的"来势汹汹"，有的"看似温柔"，但均可"置人于死地"。

　　"心病"虽多，但防治的方法也不少。运动锻炼、心理调摄可以起到预防作用；开刀"缝补"、吃药打针可以起到治疗作用；而正确合理的饮食安排，无论对于"心病"的预防、治疗，还是康复，都有十分重要的意义。科学地进食，可以"吃得"健康，"吃掉"心病。

　　为了使大家理解和掌握"心病"食疗的基本知识，我们遵"五谷为养、五菜为充、五果为助、五畜为益、毒药为攻"之古训，从日常食物中选择具有一定养心、保心和改善患者常见症状作用之品，逐一介绍其作用、用途。

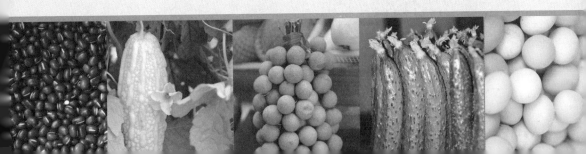

大豆、小麦、大米、小米……林林总总的五谷杂粮，由于其含有多种营养物质，一直是人们平时养生保健的基本原料；同时它们还有某些特殊的成分，具有一定的药用价值。因此，对于心脏病的食疗，我们首先提倡选用——

米面杂粮——五谷为养

1. 绿豆

作用概说 绿豆营养丰富，用途广泛，被李时珍盛赞为"菜中佳品""济世良谷"。绿豆古称"植豆"，全国大部分地区均产，是夏天主要的清暑食品之一。

绿豆含有降血压及降血脂的成分。科学家经过动物实验证明，绿豆粉能有效降低高脂血症家兔的血清胆固醇、甘油三酯和低密度脂蛋白，明显减轻冠状动脉粥样硬化病变。临床观察发现，高脂血症患者每日进食50克绿豆或蚕豆，血清胆固醇下降率达70%，而甘油三酯变化不大。食用绿豆几

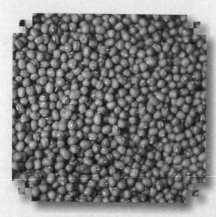

乎没有副作用，又可以补充蛋白质，减少饥饿感，特别适用于高脂血症伴有肥胖或糖尿病的患者食用。

绿豆营养价值很高，可以说浑身是宝。绿豆含丰富的碳水化合物、蛋白质、多种维生素和矿物质，每100克含蛋白质21.7克、脂肪0.8克、碳水化合物60.7克、

钙86毫克、磷386毫克、铁6.8克、硫胺素0.48克、核黄素0.16毫克、尼克酸2.1毫克、胡萝卜素0.22毫克。绿豆的蛋白质所含氨基酸比较完全，特别是苯丙氨酸和赖氨酸的含量较高，含硫氨基酸较低，其赖氨酸的含量是小米的3倍。所以绿豆和米类共煮，氨基酸可以互相补充，提高其营养价值。绿豆中碳水化合物主要是淀粉，既可做豆粥、豆饭、绿豆糕、豆酒，也可磨成面，澄滤取粉，做粉丝、粉皮等，其食用价值堪称谷豆中的佼佼者。

中医认为绿豆味甘淡，性寒，具有清热消暑、利尿消肿、滋润皮肤、润喉止渴等功效。在盛夏酷热之季，以绿豆汤当茶饮，有良好的消暑解热作用。如熬夜上火、咽喉肿痛、大便燥结，饮绿豆汤也有显著疗效。高血压中医辨证属于虚火旺盛型者，用绿豆汤或其他绿豆制品进行食疗，不仅没有副作用，还对调节机体内环境平衡有良好作用。夏季常喝绿豆汤，不仅能增加营养，还对肾炎、糖尿病、高血压、动脉硬化、肠胃炎、咽喉炎及视力减退等病证有一定的疗效。

应用举例 绿豆海带粥：常法煮粥，具有降压、美发、减肥等功效，常食有利于健身、益寿。

温馨提示 绿豆不宜煮得过烂，以免使有机酸和维生素遭到破坏，降低其清热解毒的功效。由于绿豆属寒性，所以脾胃虚弱的人不宜多食。

2. 玉米

作用概说 玉米，亦称"玉蜀黍""苞谷""珍珠米"等。它和水稻、小麦并称为世界三大农作物，原产于南美洲，大约在16世纪中期，中国开始引进玉米。虽然玉米在我国的一些地区和西方发达国家曾一度在餐

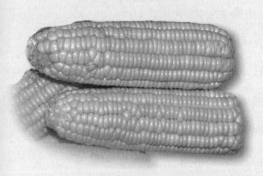

桌上被排斥，但目前在许多欧美国家又备受青睐，并已成为一种热门的保健食品。

玉米所含的营养非常丰富，每100克玉米含蛋白质8.5克、脂肪4.3克、碳水化合物72.2克、钙22毫克、磷210毫克、铁1.6毫克，还含有胡萝卜素、维生素B$_1$、烟酸等。

其所含脂肪中有多量不饱和脂肪酸，其中50%为油酸，还含有卵磷脂。玉米含有大量纤维素（比精米、精面高6~8倍），它可以和胆汁酸结合排出体外，减少胆固醇的合成，因此可以防止动脉硬化。黄色的玉米中还含有丰富的维生素A、维生素E等，它们具有降低血清胆固醇以及防止高血压、冠心病、心肌梗死的功能，并具有延缓细胞衰老和脑功能退化的作用。老玉米中含有大量的卵磷脂、亚油酸、谷物醇、维生素E，可预防高血压、动脉硬化。有调查发现，凡长期食用玉米油的动脉硬化患者，血中胆固醇含量下降，病情改善。因此，玉米油是动脉硬化、冠心病、高血压、肥胖症患者和老年人的理想食用油。

中医认为玉米味甘，性平，具有开胃、利尿、利胆等作用。玉米在日常的家庭医疗中可用来治疗水肿、消化不良、胆囊炎、高血压、冠心病等。

应用举例

（1）治高血压高脂血症、冠心病：玉米粉30~60克，在锅中放水适量，烧开后将玉米粉撒入，并搅匀成稀糊状，煮熟时加入芝麻油、葱、姜、食盐调味服食。长期食用降血脂作用甚佳。

（2）将嫩玉米粒蒸熟烂或压烂，放入鸡汤中煮透。再放入枸杞子煮

5分钟，勾淀粉，用蛋花，调味后食用。有调中和胃、降脂、降压、降糖作用。

温馨提示　诸病无忌。玉米受潮发霉变质产生黄曲霉素，有致癌作用，应当禁忌食用。患有干燥综合征、糖尿病、更年期综合征者属阴虚火旺之人，忌食爆玉米花，食之易助火伤阴。

3. 燕麦

作用概说　燕麦分有稃和裸粒两大类。家庭食用一般为裸粒燕麦，裸粒燕麦又称"莜麦"，俗称为"油麦""玉麦"，是我国宁夏固原地区的主要杂粮之一。在内蒙古等高寒地区，老百姓称莜麦为"耐饥抗寒食品"。燕麦最先是用来当作军马的饲料用，也有人用来喂鸽子。但是，燕麦中含有丰富的营养素，仅当成饲料用实在太可惜了，所以现在市面上可以看到许多燕麦的产品，像燕麦片、麦精片、燕麦速食粥、燕麦面包及馒头、燕麦茶等。

燕麦中含有皂苷和丰富的膳食纤维，有降低血清胆固醇、甘油三酯、β-脂蛋白等功能，故常食燕麦有预防心脑血管疾病的作用。燕麦还含有丰富的B族维生素，所以能够帮助人体消化吸收功能的正常运作。B族维生素还可以缓解工作压力，所以对生活节奏快，且常常处于紧张状态的现代上班族来说，可谓是一种兼顾营养又不至于发胖的健康食品。

燕麦的营养价值非常高，据研究，每100克燕麦含蛋白质15.6克，是大米的1倍多，比面粉高出3~4个百分点；含脂肪8.5克，为大米和面粉的数倍；含碳水化合物64.8克，

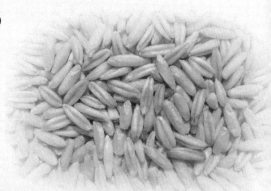

比大米和面粉低10%左右；含纤维素2.1克、灰分2克。可见，燕麦是一种低糖、高蛋白质、高脂肪、高能量的食品，其营养成分含量高，质量优，蛋白质中的必需氨基酸在谷类粮食中平衡性最好，赖氨酸和蛋氨酸含量比较理想，而大米和面粉中的此类氨基酸严重不足；必需脂肪酸的含量非常丰富，其中亚油酸占脂肪酸的1／3以上，极易消化吸收。燕麦中的维生素和矿物质也很丰富，每100克燕麦含维生素B_1 590微克、维生素B_2 150微克、维生素B_6 160微克、尼克酸1 000微克、矿物质1 000微克、叶酸25微克、钙55毫克、钾335毫克、铁5毫克、锰5毫克、锌4毫克。特别是维生素B_1含量居谷类粮食之首。

燕麦中的亚油酸含量高，可降低人体血液中胆固醇；含有8种植物胆固醇，可防止肠道吸收胆固醇；含有果糖衍生的多糖，可被人体直接利用，可降低高胆固醇者的低密度脂蛋白（LDL），升高其高密度脂蛋白（HDL）。事实说明，燕麦含营养成分高，质量优，维生素和矿物质含量丰富，辅疗作用最多。因此，世界卫生组织把它正式列为推荐的保健食品。

中医认为，燕麦味甘，性平，能补益脾胃，滑肠催产。《本草纲目》记载燕麦"甘平，无毒，滑肠"。对于病后体虚气弱、食欲不振、虚人便秘者，可用以食疗调补。

应用举例 燕麦片粥：燕麦片50克，将麦片徐徐搅入沸水中，搅匀后煮沸5分钟，熄火加盖5分钟后，加糖或盐热食，如加牛奶或果酱，则营养和味道更佳。

温馨提示

（1）对麸质过敏者要小心食用。

（2）若要添加在饭中，应该由少量开始慢慢添加。如果一次食用太多量，可能会造成胃痉挛或胀气。

4. 大豆

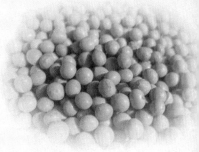

作用概说　大豆，又名"黄豆"，我国古代称为"菽"。大豆是属于甘氨酸一类的豆科植物，它和三叶草、豌豆、苜蓿有亲缘关系。中国是大豆的故乡，这是世界所公认的。Herbert W.Johnson在《美国大百科全书》中写道："大豆是中国文明基础的五谷（水稻、大豆、小麦、大麦、粟）之一。"我国农业开创于新石器时代，考古学家在商代的甲骨文上发现了有关大豆的记载，山西侯马曾出土过商代的大豆化石。在周代，大豆也占有相当重要的地位。春秋时期，齐桓公曾将北方山戎出产的大豆引进到中原地区栽培。传说很久以前，两位中国的士兵在中国北部沙漠中迷了路，在他们饥饿难当的时候，靠吃坚硬的"豌豆"种子而活了下来，这种坚硬的"豌豆"种子即是后来的大豆。尽管中国是最早食用大豆的国家，但作为食物原料，日本人却尽可能地挖掘了它的所有潜能，许多关心环境和注重身体健康的人们把原来生活中的肉食换成了大豆制品。

1999年8月，美国ADM公司在伊利诺斯州召开的"全球大豆论坛"上惊呼："下个世纪属于大豆。"由国家食物与营养咨询委员会召开的"大豆与健康"高层研讨会提出"树立健康新概念：大豆，21世纪的维生素。"1999年10月，美国食品药物管理局（FDA）极为罕见地宣布了关于确认源自东方的大豆能减少冠心病风险的正式"健康声明"。

大豆的营养成分比较齐全，含量也很丰富。蛋白质含量一般为35%~40%，高于瘦猪肉、鸡蛋和牛乳的蛋白质含量，所以有"植物肉""绿色的牛乳"等美誉；脂肪含量为15%~20%，不饱和脂肪酸居多，主要是亚油酸、油酸、亚麻酸和磷脂。不饱和脂肪酸能够增强血管的机能，所以大豆被推荐为防治高血压等心血管疾病的理想食品。人造蛋白肉（植物蛋白肉）为大豆制品中的佼佼者，是大豆脱脂制成的，蛋白质含量高达48%~54%，比猪肉、牛肉、鸡蛋的蛋白质含量高2~3倍，因此更受青睐。另外，大豆中还含有钙、铁、钾、镁、铜、锌、硒、胡萝卜素和维生素B_1、维生素B_2、维生素B_{12}以及维生素E、尼克酸、异黄酮类及皂苷类等营养成分。大豆中的可溶性纤维素可清除血液中的胆固醇。大豆纤维素富含皂苷，能吸收胆酸，从而促进胆固醇的代谢，有助于减少胆固醇的堆积，保持心血管的健康。高胆固醇的患者每天食用大豆，8个星期以后，80%以上的人血脂水平明显下降。

全球的大豆食品种类繁多，产品包括大豆油、酱油（豉油）、豆腐、青黄豆、黄豆芽、大豆蛋白、大豆粉、浓缩大豆蛋白；添加剂有大豆卵磷脂、大豆低聚糖、大豆维生素E和植酸酯。大豆食品在21世纪的西方饮食中比重增长很快。

应用举例

（1）黄豆与粳米煮粥具有健脾和胃、宽中下气、润燥消水的功能。对老年人高血压、心脏病、糖尿病、肥胖症有效。

（2）炒黄豆芽能降低血管通透性和降低胆固醇。

温馨提示 吃过多的豆制品会使人体正常铁元素的吸收功能被抑制，导致人体出现不同程度的疲倦、嗜睡、乏力等症状。另外，豆制品含丰富的蛋氨酸，过量摄入，容易造成动脉硬化。

5. 荞麦

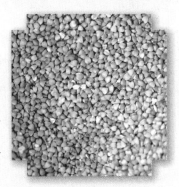

作用概说　荞麦又称"乌麦""花麦"或"三角麦"，在我国种植的历史十分悠久。"头戴珍珠花，身穿紫罗纱，出门二三月，霜打就归家"。这是广泛流传于我国荞麦产区的歌谣，栩栩如生地把荞麦的特性描绘了出来。公元前5世纪的《神农书》中就有关于荞麦是当时栽培的八谷之一的记载。除我国外，前苏联、尼泊尔、朝鲜、日本及美洲和欧洲某些地区，人们也喜欢食用荞麦。尤其是日本，自从荞麦在唐朝由我国传入后，荞麦食品便风行日本诸岛，光吃法就达到100多种。

中医认为，荞麦性味甘、平，性寒，具有降血脂、健脑、生发固齿、美容、强身等功效。

研究表明，荞麦为有效降糖、降脂的粮食作物，是良好的保健品。我国四川省凉山地区的彝族同胞大多身居高山，生活艰苦，但患心血管病、高血压的人却很少，而且他们的视力特别好，年轻人参军后出了很多神枪手，被誉为"神枪手的故乡"。科学家们调查后认为，这与当地人的饮食有很大关系，他们主要以吃荞麦为主，佐以少量的玉米和土豆。一项最新的调查还表明，主食荞麦地区的人群，其糖尿病患病率明显低于不食用荞麦地区的人群。

荞麦籽粒营养价值颇高，据分析，含蛋白质10.9%，远高于大米、玉米；含脂肪2.4%，超过小麦、大米和薯类；有70%左右的碳水化合物，高于小麦；还含有铁、磷、钙等矿质元素以及柠檬酸、苹果酸。荞麦中的铁、镁元素对人体心血管和造血系统生理功能的正常发挥有重要作用。荞麦含有的矿物质是小麦和面粉的2倍，它能促进凝血酶的生成，有抗栓塞作用，有利于降低胆固醇，所以对高血压、动脉硬化等患者有一定疗效。荞麦中所含的丰富矿物质也有特殊的保健意义，如铁的含量比小麦粉高，它是人体造血必不可少的重要成分；镁的含量也比大米和小麦面粉高1倍，它能促进人体纤维蛋白溶解，使血管扩张，具有抗血管栓塞的作用，也有利于降低血清胆固醇。另外，荞麦中铬、钒等元素含量也很高，有降血糖的作用。每100克荞麦粉还含有0.41毫克左右的维生素B_1和0.16毫克左右的维生素B_2，都超过大米。荞麦突出的保健营养特点是含有丰富的维生素E和可溶性膳食纤维，这两种物质主要存在于其麦麸（外层）中，所以荞麦整粒进食比较好。相反，经过精加工磨去外层后的荞麦，剩下的主要是淀粉，其营养价值就与小麦和大米无异了。这也与营养学中提倡多吃粗粮、杂粮的原则相吻合。同时荞麦中还含有烟酸和芸香苷（芦丁），芸香苷有降低人体血脂和胆固醇、软化血管、保护视力和预防脑溢血的作用，所以多食荞麦能够预防动脉硬化。荞麦是寒冷地区农民喜爱的抗寒耐饥的粮食之一。位于喜马拉雅山南山腰的尼泊尔王国，居民们不仅大量摄食荞麦面，而且还吃荞麦的茎和叶。荞麦的茎和叶含芸香苷、槲皮素等黄酮类成分。据研究，风干的荞麦茎叶含有的芸香苷成分竟比荞麦本身高10倍，因此这里很少有人患高血压病。另外，荞麦中含有大量的油酸及亚油酸，具有降血脂作用。

应用举例 用鲜荞麦叶与藕节煎水饮服，每天2次，可以长时间饮用，用于防治高血压眼底出血。

温馨提示 凡体虚气弱之人，不宜多食。根据前人经验，荞麦忌与野鸡肉一同食用。癌症患者食之宜慎。

6. 粟米

作用概说 粟米为禾本科一年生草本植物粟的种仁,亦称"小米",通称"谷子"。谷子去壳即为小米。粟米中所含的高纤维素能降低血脂水平,对防止动脉硬化有益,可用于高脂血症的治疗。另外,粟米富含镁,可降低胆固醇。

粟米的主要成分有淀粉、脂肪、蛋白质等。每100克粟米含蛋白质9.7克,比大米高;脂肪1.7克,碳水化合物76.1克,都不低于稻、麦。一般粮食中不含有的胡萝卜素,粟米每100克含量达0.12毫克,维生素B_1的含量也位居所有粮食之首。

中医认为粟米味甘、咸,性凉,具有益气和中、除热解毒等功效。《本草纲目》记载粟米能"治反胃热痢,煮粥食,益丹田,补虚损,开肠胃"。发芽的粟米和麦芽一样,含有大量酶,是一味药食两用品,有健胃消食的作用。

应用举例

(1)粟米粥:可单独煮熬,亦可添加大枣、红豆、红薯、莲子、百合等,熬成风味各异的营养品。

(2)莲子粟子苡米粥:用莲子、薏苡仁各50克,粟米100克,煮粥,经常服用,可用来治疗高脂血症、高血压,并且对防止动脉硬化有益。

温馨提示 根据前人经验,粟米忌与杏仁同食。《日用本草》记载:"与杏仁同食,令人吐

泻。"《饮食须知》认为:"胃冷者不宜多食。"

7. 番薯

作用概说　乾隆皇帝寿至89岁,在我国历代皇帝中享年最高。据传,他在晚年曾患有老年性便秘,太医们千方百计地为他治疗,但总是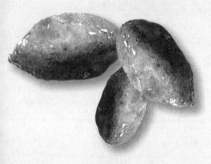疗效欠佳。一天,他散步路过御膳房,一股甜香气味迎面扑来,十分诱人。乾隆走进去问:"是何种佳肴如此之香?"正在烤番薯的一个太监见是皇上,忙叩头道:"启禀万岁,这是烤番薯的气味。"并顺手呈上了一块烤好的番薯。乾隆从太监手里接过烤番薯,就大口大口地吃了起来。吃完后连声道:"好吃!好吃!"此后,乾隆皇帝天天都要吃烤番薯。不久,他久治不愈的便秘也不药而愈了,精神也好多了。乾隆皇帝对此十分高兴,便顺口夸赞说:"好个番薯!功胜人参!"从此,番薯又得了个"土人参"的美称。据《闽书》与《农政全书》记载,番薯原产海外,大约在明代万历年间(公元1589—1608年)传入我国的福建省,并逐渐传入中原各地。

番薯的最大特点是可供给人体大量胶原和黏多糖类物质。此为一种糖蛋白的混合物,能保持人体动脉血管的弹性,促进胆固醇的排泄,阻止胆固醇在血管壁沉积,减少动脉硬化的发生,从而起到预防高脂血症和动脉硬化的作用,所以番薯是高血压、动脉硬化患者的食疗佳品。美国一大学研究表明,番薯中有一种叫做"脱氢表雄酮"的物质,这种物质对人体呼吸道、消化道、骨关节可起到润滑和抗炎作用,还可以防止疲劳,促进人体胆固醇的代谢，减少心血管疾病的发生。

番薯又名"白薯""地瓜""红苕""朱薯""金薯""甘薯""山芋"，为旋花科植物番薯的块根。中医认为番薯味甘、性平，无毒，含营养素种类较多。每100克番薯含蛋白质1.8克、脂肪0.2克，分别为大米的1／4与1／3，产99千卡热能，是上好的低脂肪、低热能食品；糖类（碳水化合物）29.5克、钙18毫克、磷20毫克、铁0.4毫克、胡萝卜素0.19毫克、硫胺素0.12毫克、核黄素0.04毫克、尼克酸0.5毫克。此外，番薯含有很丰富的维生素C和胡萝卜素（其他粮食的含量均甚微），其蛋白质的氨基酸组成与大米相近，赖氨酸含量相对较高，营养价值很高。其碳水化合物主要成分是淀粉，易被人体消化吸收和利用。

《医林纂要探源》记载了它的药用价值。书中说番薯生用能"止渴，醒酒，益肺，宁心"，熟用能"益气，充饥，佐谷食"。据李时珍《本草纲目》记载，番薯有"补虚乏，益气力，健脾胃，强肾阴"的功效。日本学者在《寿研究》一书中谈到，以往日本长寿地区的农村里，薯类是常食不断的食物。在我国广西西部的百岁以上老人集中的村落里，番薯也是日常主食之一。

另外，番薯还可使皮下脂肪减少，避免出现过度肥胖，并且有促进肠蠕动作用，故营养学家称其是营养最平衡的保健食品，最为理想的减肥食物。时下，日本人把烤番薯作为一种美味健康食品，欧美人还设计出以番薯为原料制作的冰激凌、点心、糖果等。

应用举例　　番薯粥：番薯与粳米煮粥具有补脾胃、益气力、御风寒、益颜色、阻止动脉硬化发生等作用，可使皮下脂肪减少。可用于预防动脉硬化。

温馨提示 番薯与其他药食两用之品一样，也不是人人均宜食用。中医认为，番薯甘腻敛湿、碍胃滞气，在不合理食用时，会对人体造成伤害，引发脘腹胀满、烧心、泛酸，乃至胃脘疼痛等，故食用不宜过量。湿阻脾胃、气滞食积者应慎食。

另外，食用番薯时还应注意以下几点。①不宜生食番薯。因为生番薯中的细胞膜未经高温破坏，淀粉难以消化。②不可过量食用番薯。因为番薯中含有"气化酶"，吃得过多，在胃肠道内易产生大量二氧化碳气体，从而出现腹胀、烧心、泛酸等不适感。③在食用番薯时，一定要煮熟煮透，同时与米面搭配食用，这样既可减少食后的不舒服感，又能起到蛋白质的互补作用。

8. 大麦

作用概说 大麦富含镁，可降低胆固醇，能使人体内胆固醇含量降低12%。近来，美国威斯康星州麦迪逊农业研究院的科学家发现，在燕麦和大麦中含有一种天然物质——生育三烯醇，它能使胆固醇合成减少，又可把胆固醇降解为胆汁排出体外。这种生育三烯醇不但能大大降低人体内的胆固醇，且无毒副作用。

大麦具有丰富的营养，每100克大麦含蛋白质10克、脂肪2.2克、碳水化合物78.2克、钙12毫克、磷173毫克、铁4毫克、核黄素0.1毫克、烟酸4.4毫克。其中可消化蛋白质占蛋白质总量的91%，脂肪含量为3%，叶绿素占1.5%。大麦中含有多种微量元素及维生素，还含有超

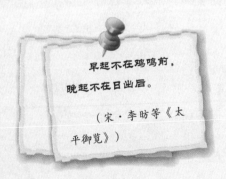

早起不在鸡鸣前，
晚起不在日出后。

（宋·李昉等《太平御览》）

氧化物歧化酶、细胞色素氧化酶等活性酶类。与大米、小麦、玉米等主要粮食作物相比，大麦含有量多且质量较高的蛋白质和氨基酸，丰富的膳食纤维、B族维生素复合体和铁、磷、钙等，其营养成分综合指标正好符合现代营养学所提出的高植物蛋白、高维生素、高纤维素、低脂肪、低糖的新型功能食品的要求。

大麦还具药用价值。《本草纲目》记载，大麦味甘、咸，性凉，有清热利水、和胃宽肠等功效，能消暑热、治胃炎及十二指肠球部溃疡等疾病。另外，大麦芽还具有消食、回乳、消水肿等功效。

应用举例　专家建议，每人每天吃100克大麦麸，不仅可降低血浆中的胆固醇，还可像注射胰岛素那样降低血糖浓度，有利于防治糖尿病。

温馨提示　妇女在怀孕期间和哺乳期内忌食大麦芽，因大麦芽可回乳或减少乳汁分泌。

9. 豌豆

作用概说　豌豆为豆科植物豌豆的种仁，又称"寒豆""雪豆""毕豆"。《管子》："山戎出荏菽，布之天下。"宋代苏轼《得豌豆大麦粥》："逆旅喝晨粥，行疱得时珍，青班照七筋，脆响鸣牙龈。"相传几十年前，北京西城赵德保以善制豌豆粥而闻名京城，人称"豌豆粥赵"。豌豆粥是他家祖传，已有300年历史。他制作豌豆粥讲究用张家口地区产的褐色花豌豆，熬出的粥表面看上去稀汤寡水，豆是豆，汤是汤，而且绝大部分豌豆还是整粒，可是盛进碗里，加入糖和桂花汁后，用羹匙转圈搅动几下，就见豆粥逐渐变稠，最后竟能使羹匙直挺挺地插立在碗中而不倒，食客皆称其奇。

现代食疗专家赞誉豌豆为"优质降压食品"，有人亦称豌豆为"降压佳豆"。豌豆苗的含钾量相当高，有较好的降压作用。豌豆所含的丰富的胡萝卜素、维生素B_1、维生素E以及维生素C等成分，对保护血管的正常生理机能具有重要意义。因此，患有高血压病或因血压升高出现头痛、心烦、脉弦的人，经常服食以豌豆及其制品烹饪制作的菜肴、汤羹，是大有裨益的。

豌豆含有多种营养物质，其中的蛋白质和碳水化合物含量较高，每100克干豌豆含蛋白质23克、碳水化合物54.3克，而脂肪含量仅1克。它所含的蛋白质不仅丰富，而且在其组成中含有人体所必需的全部8种氨基酸，因此有较高的营养价值。豌豆还含有粗纤维、灰分、钙、磷、铁、植物凝集素、赤霉素A、烟酸等物质。此外，豌豆的K指数（钾／钠比值）很高，以新鲜豌豆为例，每100克含钾332毫克，含钠仅为1.2毫克，其K指数为276.67；干豌豆每100克含钾610毫克，含钠为4.2毫克，K指数为145.24。可见，豌豆无论是鲜品还是干品，其K指数都大大超过具有有效降压作用的界定范围（K指数≥10）。

中医认为豌豆味甘，性平，入脾、胃、大肠经，具有益中气、止泻痢、调营卫、利小便、消痈肿、解乳石毒等作用。主治脚气、痈肿、乳汁不通、脾胃不和之呃逆呕吐、心腹胀痛、口渴、泻痢等病证。《随息居饮食谱》中有云："煮食，和中生津，止渴下气，通乳消胀。"

应用举例　豌豆苗汁：豌豆苗1把，洗净捣烂，包布榨汁，每次半杯，略加温后服用，每天2次，主治高血压。

温馨提示　豌豆多食令人腹胀，故不宜长期大量食用。

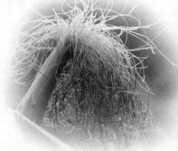

10. 玉米须

作用概说 玉米须为禾本科植物玉米的花柱。收获玉米时，人们都爱光玉米，把玉米须择掉。其实，玉米须是好东西，扔了实在可惜。

医学专家认为，对于高血压病患者和血压升高的人来说，应用玉米须茶来降压是安全有效的，经常饮用，其降压效果稳定。

玉米须含苦味苷、皂苷、生物碱、树脂、挥发油、隐黄素等活性成分，还含有维生素C、维生素K，以及泛酸、肌醇、苹果酸、柠檬酸等，具有较好的药用价值。在中药里，玉米须又称"龙须"，性平，有广泛的预防疾病和保健用途。药理实验表明，玉米须有利尿、降压、利胆和止血、降血糖、降胆固醇等作用。其水煎剂的利尿作用虽不及西药来得快，但作用比较持久。

应用举例

（1）**龙须茶**：把带须的玉米放进锅内煮，沸后把汤水倒出，即是"龙须茶"。龙须茶口感不错，喝下去甜丝丝的，既经济实惠，又可以做全家的保健茶。高血脂、高血压、高血糖的患者饮用，可以降血脂、血压、血糖。夏季暑气重，龙须茶有凉血、清热的功效，可去体内的湿热之气。它还能利水、消肿。在妇科方面，可用于预防习惯性流产、妊娠肿胀、乳汁不通等病证。

（2）**玉米须茶**：用玉米须50克（鲜品100克）洗净，切成几段，放入纱布袋中，扎口，入沙锅，加清水600毫升，用小火浓煎成300毫升，代茶，频频饮服，每天1剂。可以清热利水，降血压。主治各型高血压病，可

减少降压药的用量，对高血压病合并水肿、

小便不畅者尤为适宜。

温馨提示　诸病无忌。

11. 小麦

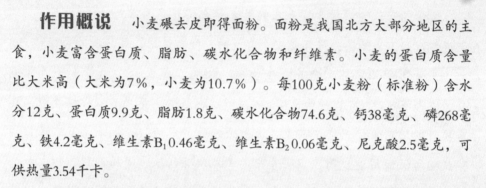

作用概说　小麦碾去皮即得面粉。面粉是我国北方大部分地区的主食，小麦富含蛋白质、脂肪、碳水化合物和纤维素。小麦的蛋白质含量比大米高（大米为7%，小麦为10.7%）。每100克小麦粉（标准粉）含水分12克、蛋白质9.9克、脂肪1.8克、碳水化合物74.6克、钙38毫克、磷268毫克、铁4.2毫克、维生素$B_1$0.46毫克、维生素$B_2$0.06毫克、尼克酸2.5毫克，可供热量3.54千卡。

中医认为小麦味甘，性凉，有养心益肾、健脾厚肠、除热止渴等功效。新麦性热，陈麦性平。小麦磨面粉后剩余之麦麸（即麦皮）有舒缓神志的功效，能除烦、解热、润脏腑、安神志。现代医学证实，小麦麸含有丰富的维生素B_1和蛋白质，可用以治疗脚气病、末梢神经炎。

应用举例

（1）治失眠、神志不安等病证：小麦（去壳）100克，甘草30克，大枣15个，水煎汤饮用。

（2）治虚汗证：用陈小麦煎汤饮。

（3）治失眠、妇女脏燥（癔病）：小麦（去壳）60克，甘草20克，大枣15个，水煎，早晚两次分服。

（4）治失眠：小麦30克，黑豆20克，合欢花（布包）20克，水煎后去合欢花，喝汤食麦、豆。

温馨提示　　诸病无忌。

12. 豆腐

作用概说　　用大豆制作的豆腐在中国传统医学中已用了好几个世纪。明代李时珍在《本草纲目》中说："豆腐之法，始于前汉淮南王刘安。"刘安是汉高祖刘邦之孙，袭父位为淮南王。关于淮南王做豆腐的传说很多。一说刘安在八公山上用大豆炼丹，偶然发现豆浆的凝固现象，逐渐试做出豆腐；还有一说，淮南王刘安非常孝顺父母，其母喜吃黄豆，有一年，母亲生了病，刘安把她平时爱吃的黄豆磨成粉，用水冲着喝，并为了调味放入了一些盐，结果出现了蛋白质凝集的现象，刘安的母亲吃了很高兴，身体也很快好了，于是盐卤点豆腐的技术便流传下来。五代十国时陶谷所著《清异录》中说："日市豆腐数个，邑人呼豆腐为小宰羊。"陶谷的故乡就是淮南，这就是说当时淮南一带不但有了制作豆腐的技术，并且豆腐已成为当时非常受欢迎的食品。

关于豆制品的制作技术和食用方法，在我国许多古书中均有记载。历代名流学士、骚人墨客也留下了许多赞美豆腐的妙句佳篇。唐诗中就有"旋乾磨上流琼液，煮月铛中滚雪花"的描写。在宋代著名词人苏东坡的诗中有"煮豆为乳脂为酥"的佳句。元代诗人郑允端作《豆腐诗》曰："磨砻流玉乳，蒸煮结清泉；色比土酥净，香逾石髓坚；味之的余美，玉食勿与传。"写出了豆腐的色香味。20世纪70年代以来，豆腐成为替代牛肉的"环保"食品，并越来越受到人们的欢迎。关心世界范围的饥荒和注重保护地球资源的人士倡导说：豆腐比动物食品更便宜，又有更丰富的蛋白质。

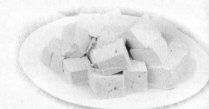

豆腐中含蛋白质、脂肪、碳水化合物，并含有谷固醇、多种维生素、微量元素和一定量的亚油酸、卵磷脂。亚油酸是质量很高的不饱和脂肪酸，可以明显降低血中胆固醇和甘油三酯。卵磷脂则与体内合成卵磷胆固醇转酰酶有关，有利于防止动脉硬化。另外，豆腐中所含的谷固醇可以在肠道抑制胆固醇的吸收，并抑制胆固醇在血管内膜的沉积，从而保持血管弹性，防止动脉粥样硬化。

中医认为豆腐味甘、咸，性平，具有降低胆固醇、利小便、保肝以及改善心功能等作用。

应用举例　每天吃一块豆腐，长期坚持，可以防治冠心病。此外，日常菜肴中常见的麻婆豆腐、家常豆腐等皆适宜于高血压、冠心病、高脂血症患者食用。

温馨提示　诸病无忌。

13. 粳米

作用概说　粳米又名"大米""硬米""嘉蔬"，为禾本科植物稻（粳稻）的种仁，其质黏性较强，胀性小，无论煮饭还是熬粥，味道都较好，是我国南方民众的主食。每100克粳米含水分14克、蛋白质6.9克、脂肪1.7克、碳水化合物76克、钙10毫克、磷200毫克、维生素$B_1$0.24毫克、维生素$B_2$0.05毫克、尼克酸1.5毫克，可供热量347千卡。

中医认为粳米味甘，性平，入脾、胃经，为滋养强壮品，具有补中益气、健脾和胃、除烦渴、止泻痢等功效。因此，粳

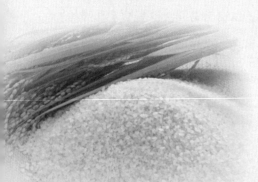

米煮粥是胃肠功能薄弱者的滋养佳品。

应用举例　蒸食，煮粥，或配置药膳、药粥等。

（1）粳米炒焦，加水煎服，治小儿吐奶。

（2）粳米炒焦磨粉，每日3次，每次3~6克以治腹泻。

（3）米汤是产妇、婴幼儿、体弱者的营养滋补品。

温馨提示　内寒者少食。

附：

1. 食醋

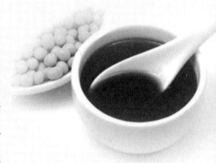

作用概说　醋是我们日常生活中最常用的调料，在防病治病方面也有一定的用途。我国是最早知道酿醋的国家。据《史记》记载，早在春秋战国时代就有专门酿醋的作坊。食醋味酸而醇厚，液香而柔和，它是烹饪中一种必不可少的调味品。现用食醋的种类主要有"米醋""熏醋""糖醋""酒醋""白醋"等。

引起动脉硬化的原因，主要是来自于体内矽酸过多，食醋可有效防止动脉硬化。动脉硬化、脑溢血患者几乎都伴有高血压，如果平时巧妙地吃点醋，再加上有规律的生活，则能降低血压，进而预防动脉硬化、脑溢血等疾病。"少盐多醋"是中国人努力追求的健康饮食之道，但是现在人们对于食盐的摄取早就超过了世界卫生组织的建议量，如果能用醋来增加菜肴风味，以减少用盐，可降低人们患高血压、动脉硬化、心脏病、中风等疾病的几率。

食醋中除了含有醋酸以外，还含有对身体有益的其他一些营养成分，如乳酸、葡萄糖酸、琥珀酸、氨基酸、糖、钙、磷、铁、维生素B_2等。醋酸具有促进新陈代谢的功效，可以帮助休息，解除疲劳，预防动脉硬化、高血压，日常生活中有技巧地使用醋作为调味品来烹调食物，有助于保持健康。

应用举例　高血压患者每天食醋10~15克，连用1个星期以上，可以有效降低血压。蛋与醋一起摄食，对疾病恢复中的患者特别有益。

温馨提示　醋固然是一种"健康食品"，但有些人将醋当成治病的"万能药"，这是错误的观念。醋不宜大量饮用，尤其是胃溃疡的患者，更是要避免喝醋，以免对身体造成伤害。有胃肠功能障碍的人也应该少食醋。患胃酸分泌过多、胃溃疡、十二指肠溃疡等疾病的患者，吃醋宜限量，更不要直接喝没有经过稀释的醋。

2. 酒

作用概说　酒主要为米、麦、黍、高粱等粮食的曲酿成的一种饮料，因原料、酿造、加工、贮藏等条件不同，其成分差异亦很大，主要有烧酒、白酒、黄酒、葡萄酒等不同种类。凡酒类都含乙醇，蒸馏酒除乙醇的含量高于非蒸馏酒外，尚含高级醇类、脂肪酸类、酯类、醛类、少量挥发酸和不挥发酸，或含少量糖类。非蒸馏酒的成分为水、乙醇、麦芽糖、葡萄糖、糊精、甘油、酸类、含氮物质、酯类、醛类、矿物质类等，酸类中主要含乙酸、乳酸、氨基酸、琥珀酸等。

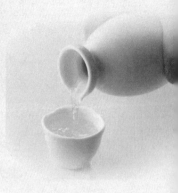

中医认为白酒味苦、甘、辛，性温，有毒，入心、肝、肺、胃经，具有通血脉、御寒气、醒脾温中、行药势等作用。主治风寒痹痛、筋脉挛急、胸痹、心腹冷痛等病证。红葡萄的皮中含有逆转醇，它能延缓衰老，还是抗氧化剂，可以防止心脏病，还能降血压、降血脂，因而红葡萄酒对高血压、高血脂、心脑血管疾病有很好的防治作用。

应用举例 可以佐餐温饮，或和药同煎，或浸药服。

温馨提示 阴虚、失血及湿热甚者忌服。

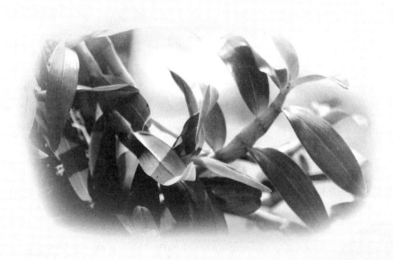

芦笋、茄子……品种繁多的蔬菜，看似普通，其实不然。蔬菜所含的众多物质中，有的具有很高的营养价值，还有的具有一定的药用价值，可以养心保心。因此，对于心脏病的食疗，我们在选择五谷杂粮的同时，不应该忘记——

四时蔬菜——五菜为充

1. 洋葱

作用概说 先讲一个故事。有位法国人饲养的马得了血管栓塞性疾病，起先不能行走，后来就瘫痪在地，奄奄一息。这个法国人非常着急，却也没有找到可以治愈的办法。也许是由于依恋的感情，他信手给马喂食了一些洋葱，过了几天，本已"无药可救"的马似乎有了些精神，于是饲马人继续喂饲洋葱，数日之后，病马竟然渐渐恢复了健康。饲马人惊喜之余将这个奇迹告诉了一位医生，这位医生在动物和人身上进行了大量试验，发现的确是洋葱救了这匹马的性命。研究结果证实了洋葱确实具有消散血管内凝血块的作用。饲马人这一无意举动为医学史添上了光彩的一页。

洋葱因能调和众味，古人称之为"和事草"。现在看来，这种"和事草"还有其更重要的价值。原产西亚和南亚的洋葱，在东方又名"葱头""胡葱""玉葱"。作为蔬菜它已有五千年的历史。在欧美，洋葱被誉为"蔬菜皇后"。对西方人来说，"一日不见洋葱，整天情绪不佳"。

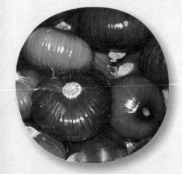

医学研究表明，洋葱营养价值极高，其肥大的鳞茎部分，每100克含糖8.5克、干物质9.2克、维生素A 5毫克、维生素C 9.3毫克、钙40毫克、磷50毫克、铁8毫克，还含有维生素B_1、维生素B_2和胡萝卜素、18种氨基酸，是不可多得的保健食品。研究表明，洋葱中含有微量元素硒。硒是一种抗氧化剂，它的特殊作用是能使人体产生大量谷胱甘肽。谷胱甘肽的生理作用是输送氧气以供呼吸，人体内含硒量增加，癌症发病率就会大大下降。所以，洋葱又是一种抗癌食品。洋葱可增强胃肠道张力、增进食欲，又能降低胆固醇，故常用于治疗高脂血症。

洋葱含有前列腺素A，能扩张冠状动脉和外周血管，降低血液的黏度，降低血压，预防血栓形成，具有保护大脑与心脏等主要生命器官的重要作用。科学家发现，迄今为止，只有洋葱是含有前列腺素的蔬菜。洋葱几乎不含脂肪，却含有二烯丙基二硫化物和能激活血溶纤维蛋白的活性成分。这些物质均为较强的血管舒张剂，能减少外周血管和冠状动脉的阻力，有对抗体内儿茶酚胺等升压物质的作用。日本学者经多年研究认为，长期服食洋葱可以稳定血压，降低血管脆性，对人体动脉血管有很好的保护作用。因此，在日本洋葱已成为高血压患者争相食用的降压食品。

洋葱含有类黄酮物质，这是一类植物色素的总称，被称为"槲皮酮"，其保护心脏效能特别大。美国威斯康星大学医学教授约翰·福尔茨博士认为，它是一种天然抗氧化剂，可通过抑制低密度脂蛋白氧化，发挥抗动脉硬化和抗冠心病的作用。另外，它可降低血小板黏滞度。试验证明，吃洋葱后，血小板黏滞度可降低34%。洋葱还有消散血管内凝血块的作用，洋葱所含的葱素可以降低血液异常凝固的危险，降低血液中的胆固醇，预防血栓形成，可用来防治动脉硬化和血栓形成，从而防止心脏病发作和降低冠心病的死亡率。因此，一个人如能经常吃些葱类食物，将会受益终身。

中医认为洋葱味甘、微辛，性温，功能健脾开胃、理气行滞。

应用举例　每天坚持吃50~100克洋葱，可稳定血压、保持血脂正常。高血压患者可用10~15只洋葱洗过后晾干，剥除外面的细薄皮，再把里面的薄皮切细，放入陶瓷茶壶，加八分水，煮沸后用文火煨，煎至水的颜色如茶，只剩下一半为止。每天代茶喝1~3杯，连续服用3天后可量一次血压，一般1个星期后血压即可恢复正常。

温馨提示　洋葱辛温，热病患者慎食；洋葱所含香辣味对眼睛有刺激作用，患有眼疾时，不宜切洋葱。

2. 大蒜

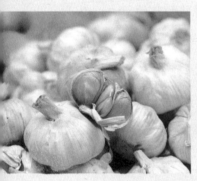

作用概说　大蒜又名"胡蒜""独蒜""独头蒜"，为百合科植物大蒜的鳞茎。大蒜富含挥发性辣素，蒜的辣素中含硫化合物，可清除积存在血管中的脂肪，是治疗肥胖症、高脂血症、高血压及肠胃病的理想食品。大蒜还可抑制胆固醇的合成以及稀释血液，减少血液的黏稠度，降血压，降低甘油三酯及胆固醇含量，可用来治疗高血压、脑溢血和动脉硬化。

每100克新鲜大蒜含蛋白质4.4克、脂肪0.2克、碳水化合物23克、钙5毫克、磷44毫克、铁0.4毫克、硫胺素0.24毫克、核黄素0.03毫克、尼克酸0.9毫克、抗坏血酸3毫克。大蒜含挥发油约0.2%，内含蒜素或大蒜辣素及多种烯丙基、丙基和甲基组成的硫醚化合物。还含有柠檬醛、牻牛儿醇、芳樟醇、α–水芹烯、β–水芹烯、丙醛、戊醛等。

中医认为大蒜味辛、甘，性温，入脾、胃、肺经，能行滞气、暖脾胃、消癥积、解毒杀虫，主治或辅助治疗饮食积滞、脘腹冷痛、水肿胀满、泄泻、痢疾、疟疾、百日咳、痈疽肿毒、白秃癣疮、蛇虫咬伤。药理研究及临床观察表明，大蒜有抗菌、消炎、健胃、强壮、镇静、抗肿瘤等作用。

有研究表明，中等至严重程度的高血压患者，每天食用大蒜，连续12个星期，血压能降至正常水平。

应用举例   大蒜可以生食、捣泥食、煨食、煎汤饮，或捣汁外敷，切片灸穴位。

（1）**大蒜汁**：单饮适量大蒜汁可用于治疗高血脂。

（2）**大蒜粥**：大蒜去皮后在沸水中煮1分钟左右捞出，然后将粳米放入蒜水中煮粥，煮至八分熟时放入捞出的大蒜，共煮熟。此粥具有降血压、降血脂、软化血管等作用。

（3）**糖醋蒜**：每天清晨空腹食用糖醋蒜1~2个，并适量饮用糖醋汁，1个疗程15天，能使血压持久稳定地下降。

温馨提示   大蒜辛温，多食生热，且对局部有刺激，阴虚火旺、目口舌有疾者忌食。

3. 芹菜

作用概说   芹菜分水芹和旱芹两种。生于沼泽处的称"水芹"，生于旱地的称"旱芹"。旱芹香气浓郁，药用甚佳，故又称"香芹""药芹"。

现代医学研究发现，芹菜含有丰富的生物类黄酮（维生素P），能降低毛细血管通透性，保护血管，可用于防治高血压及动脉硬化。芹菜含有的芹菜碱有降压作用，可用于治疗高血压引起的头痛、头胀；芹菜含食物纤维丰富，可使死于缺血性心脏病的危险性减少25%。

芹菜植株不同部位的营养素含量也不尽相同。茎部每100克中含蛋白质2.2克、脂肪0.3克、碳水化合物1.9克、钙160毫克、磷61毫克、铁5毫克、胡萝卜素0.11克、硫胺素0.03毫克、核黄素0.04毫克、尼克酸0.3毫克、抗坏血酸6毫克。叶部的蛋白质、碳水化合物、胡萝卜素及抗坏血酸含量明显高于茎部，每100克叶中的含量依次为3.2克、3.8克、3.12毫克和29毫克，每100克中钙、磷、铁的含量依次为61毫克、21毫克和0.4毫克。芹菜所含的钙、磷、尼克酸具有镇静和减少血管硬化的作用。

中医认为芹菜味甘、苦，性凉，有平肝清热、祛风利湿、醒脑提神、润肺止咳等功效。可用于治疗高血压和血管硬化。

应用举例

（1）用鲜芹菜捣汁加白糖饮用，对高血压有明显的防治作用。

（2）芹菜连根洗净切碎，与粳米同煮为粥，早晚食用，15天为1个疗程。用于治疗高血压病。

（3）鲜嫩芹菜与红枣共同煮半小时左右，取汤服用，每天3次，连服数天。降压有效。

（4）芹菜根与鲜荠菜洗净加水煎汤服用。用于治疗高血压。

（5）将芹菜根部洗净后加马蹄放入沙锅炖水饮。经常食用有降压、安神、镇静等功效。

温馨提示 由于芹菜性凉，凡脾胃虚弱、便溏患者，其用量宜减少；又由于芹菜含少量的呋喃香豆素，易引起皮炎。因此，一些体质过敏者应慎食或忌食芹菜。值得指出的是，通常人们只是食用它的茎部，把叶片和根丢弃掉。其实，作为防治高血压的膳食，最好将根、茎、叶一起洗净全用。

4. 苦瓜

作用概说 苦瓜又叫"凉瓜""锦荔子""癞葡萄""癞瓜"，为葫芦科植物苦瓜的果实。苦瓜又有"君子菜"的美称。在我国广东省流传着一首客家山歌："人讲苦瓜苦，我话苦瓜甘；甘苦任君择，不苦哪有甜。"苦瓜是一种药食两用的食疗佳品，尤其对糖尿病的治疗效果较好，有"植物胰岛素"的美誉。

近年来的药理分析表明，苦瓜所含有的苦瓜多肽类物质有快速降低血糖、调节血脂、提高免疫力等功能，能够预防和改善糖尿病的并发症。

苦瓜营养丰富，所含蛋白质、脂肪、碳水化合物等在瓜类蔬菜中较高，特别是维生素C含量，每100克高达84毫克，约为冬瓜的5倍、黄瓜的14倍、南瓜的21倍，居瓜类之冠。苦瓜还含有粗纤维、胡萝卜素、苦瓜苷、磷、铁和多种矿物质、氨基酸等；苦瓜还含有较多的脂蛋白，可促进人体免疫系统抵抗癌细胞，经常食用可以增强人体免疫功能。苦瓜的苦味，是由于它含有抗疟疾的奎宁，奎宁能抑制过度兴奋的体温中枢。因此，苦瓜具有清热解毒功效。

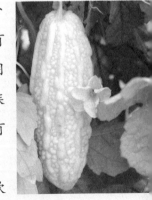

作为食品，人们对苦瓜的态度可以分为两大阵营。喜欢

吃苦瓜的人把它视为餐桌上的佳肴，认为它味苦清香，特别能提高食欲；而不爱吃苦瓜的人也正是因为它的苦味，对它敬而远之。但从入药角度来说，苦瓜就没有那么大的争议了。

中医认为苦瓜味苦，性寒，有清暑除烦、解毒、明目等功效。

应用举例　空腹食苦瓜，可用于高血脂患者。

温馨提示　平素脾胃虚寒、腹泻便溏之人忌食青苦瓜。《滇南本草》记载："脾胃虚寒者，食之令人吐泻腹痛。"《随息居饮食谱》认为："青则苦寒，中寒者勿食。"

5. 萝卜

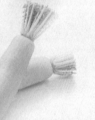

作用概说　萝卜为十字花科植物莱菔的新鲜根。白萝卜含有芥子油等物质，能促进脂肪类物质更好地进行新陈代谢。特别是中老年人，常吃萝卜可以大幅度降低血脂、软化血管，进而达到相对稳定血压、遏制动脉粥样硬化和冠心病的效果。

据测定，萝卜含有葡萄糖、蔗糖、果糖、莱菔苷及多种氨基酸、甲硫醇、维生素A、维生素B_2、维生素C、锰、硼、木质素、糖化酵素、消化酶、触酶、淀粉酶、芥子油、氢化黏液素等成分。

中医认为萝卜味辛、甘、平，性凉，入肺、脾经，具有化痰止血、解毒、养脾胃、助消化、去便秘、降血压、润肺利肝、益胆降脂等作用。煮食可治肺萎、肺热吐血、气胀食滞、饮食不消化、痰多、口干思渴、小便不畅、酒毒；生萝卜捣汁服食则可止消渴，治吐血、衄血、声嘶咽干，并能宽胸膈、利大小便。

应用举例　白萝卜汁、藕汁各25毫升，调匀服下，每日早晚2次，连续服用，治高血压性头晕。

温馨提示　脾胃虚寒者应戒食。白萝卜能化气消滞，具有解除宿食不化之功，但也有消解滋补药品（如人参、鹿茸）之副作用，故服人参及滋补药品期间忌食。

6. 胡萝卜

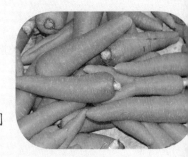

作用概说　胡萝卜又名"金笋""丁香萝卜"，在西方有很高的声誉，被视为菜中上品，荷兰人把它列为国菜之一。

现代医学研究发现，胡萝卜中含有槲皮素、山萘酚等物质，是组成生物类黄酮（维生素P）的有关物质，有改善微血管的功能，可增加冠状动脉血流量，降低血脂，促进肾上腺素合成，因而有降低血压、强心等功效。胡萝卜富含维生素E，有抗氧化作用，可改善心肌功能，降低心肌耗氧量，冠心病患者应多选用。另外胡萝卜还可抑制血栓形成及防止动脉硬化。

胡萝卜之所以被人们视为菜中上品，是因为它含有丰富的营养。据测定，每100克胡萝卜中含蛋白质0.9克、脂肪0.3克、碳水化合物79克、钙65毫克、磷20毫克、铁0.4毫克、抗坏血酸12毫克。其胡萝卜素的含量最为丰富，为4.81毫克，是土豆、芹菜、苹果、柑橘的数倍。胡萝卜素在人体中转变为维生素A，维生素A具有维护上皮细胞正常功能、防治呼吸道感染、促进人体生长发育、参与视紫红质合成等重要生理功能。胡萝卜的颜色越深，所含胡萝卜素越高。有研究表明，补充胡萝卜素的患者比不用胡萝卜素的患者心脏病发作率减少大约40%。胡萝卜不仅具有以上营养价值，还具有较好的医疗保健作用，如保护视力、助消化、提高免疫力、防癌抗癌等。

中医认为胡萝卜味甘、辛，性微温，具有健脾、化滞、解毒、止嗽、降压、强心、防止动脉硬化及血栓形成等作用。《本草纲目》中说胡萝卜能"下气补中，利胸膈肠胃，安五脏，令人健食，有益无损"。

应用举例

（1）每天食用胡萝卜汁500克，不拘泥次数多少，分次食用。用于治疗高血压。

（2）胡萝卜切片与海蜇、粳米文火煮粥。适合于高血压、冠心病患者食用。

温馨提示 吃胡萝卜时，应注意炒熟再吃。生吃或煮吃不利于胡萝卜素吸收。

7. 白菜

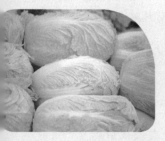

作用概说 白菜又名"菘"，为十字花科植物大白菜、青菜的嫩叶。白菜原产于西域，现在我国广为种植。它是我国北方居民冬季老三样蔬菜（白菜、萝卜、土豆）之一，以白菜为原料所做的菜肴达100多种。宋代文学家苏轼对它的赞誉为："白菘类羔豚，冒土出熊蹯。"

不久前日本学者报告说，白菜抗氧化效果与芦笋、花菜不相上下，其中以未完全成熟、叶形舒展的嫩株抗氧化效果更佳。另外，饮用白菜汁可辅助治疗感冒、头痛、支气管炎、咽喉炎。大白菜热量低，纤维素含量丰富，有利于肠道蠕动和废物的排出，可以排毒养颜，是预防糖尿病和肥胖症的理想食品。常食白菜可以预防高脂血症和脂肪肝、动脉粥样硬化、心血管病、便秘等。

每100克白菜含有维生素C 37毫克、钙140毫克、磷50毫克，以及丰富的铁、胡萝卜素、B族维生素、纤维素等成分。

白菜可以熟食，也可生吃，不仅营养价值高，还有一定的保健功效。中医认为白菜味甘，性微寒。《本草纲目》中记载："白菜，甘温无毒。通利肠胃，除胸中烦，解酒渴，消食下气，治瘴气，止热气咳。冬汁尤佳，利大小便。"

应用举例

（1）肉丝或肉片与白菜同炒，是高血压病、冠心病、脑血管病、坏血病、慢性肾炎等患者的食疗佳肴。

（2）将白菜与笋尖、虾米、干口蘑同炒，适宜于高血压、冠心病、脑血管病、牙龈出血患者经常食用。

温馨提示　气虚胃冷者多食可致恶心吐沫。有足疾者勿食。如多食伤者，姜能解之。

8. 黑木耳

作用概说　黑木耳是一种药食两用的菌类植物，我国早在隋唐年间就开始人工培植，并将它列为可药用的植物。黑木耳被称为"人体血管清道夫"，是"素中之荤"。

黑木耳含丰富的植物蛋白及多种有益元素，铁质甚多，有抗胆固醇、甘油三酯及脂蛋白、纤维和钙质在动脉内膜上沉积之作用，并有抗血小板

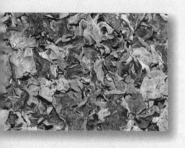

凝集于血管壁之功能，因而能阻止动脉内膜增厚、管壁硬化或钙化，并对血液有抗凝作用，所以常吃黑木耳有益健康。

根据营养学家分析，每100克黑木耳中含钙357毫克（是肉类的20倍）、铁185毫克（比肉类高10倍）、尼克酸2.7毫克，其维生素B_2含量是蔬菜的10倍以上。另外还含有纤维、胶质和蛋白质，其中蛋白质含量与肉类相当。

中医认为，黑木耳味甘，性平，有益气强身、滋肾养胃、活血等功能。研究证实，它能抗血凝、抗血栓、降血脂、软化血管、使血液流畅，从而可减少心血管疾病的发生。国外医学家还发现，黑木耳具有降低血黏度、抗脂质过氧化作用。脂质过氧化与衰老有密切关系，血黏度增高、脂质过氧化物增多者，如能经常食用黑木耳，有利于降低血黏度，防止动脉硬化、心肌梗死和脑梗死发生，可防治高脂血症和冠心病，使人延年益寿。黑木耳所含的多糖物质具有降低胆固醇、减肥、抗癌等功效，可用于治疗高血压、痢疾、贫血、便秘等。

应用举例

（1）双耳汤：白木耳、黑木耳各10克，先用温水泡发洗净，加冰糖30克和适量水蒸1小时即可食用，每天2次。双耳汤有滋阴、润肺、补肾作用，适用于血管硬化、高血压、眼底出血、肺阴虚咳嗽、喘息等病证患者食用。

（2）蜜炒木耳：黑木耳泡发后与蜂蜜一起炒熟，适用于高血压、冠心病、动脉硬化患者的辅助治疗。

（3）黑木耳蒸冰糖：于睡前服用，每天1次，10天为1个周期，可持续服用，无任何副作用。用于高血压、血管硬化、眼底出血患者的辅助治疗。

温馨提示　黑木耳性平补益，诸无所忌。黑木耳食用方法很有讲究，一般炒菜吃不易被人体消化吸收。理想的吃法是将黑木耳洗净后，水发24小时，去除杂质后先用旺火煮沸，再改用文火烧煮4小时左右，煮至黑木耳发酥、汤变浓，用筷或汤匙舀起时，其汤呈线状流下为佳。然后加入红枣适量，待红枣煮熟后，冷却食用，最好不放糖。每天1小碗，不宜多食。

9. 银耳

作用概说　银耳也叫"白木耳""雪耳"，有"菌中之冠"的美称。它既是名贵的营养滋补佳品，又是扶正强壮的补药。历代皇家贵族都将银耳看作是"延年益寿之品""长生不老良药"。

银耳能促进蛋白质和核酸的合成，可用于防治高血压与动脉硬化。

银耳含蛋白质、碳水化合物、脂肪、钙、磷、铁等，还含有木糖、岩藻糖、甘露糖、葡萄糖醛酸、银耳多糖、麦角甾醇等。银耳是一种含粗纤维的减肥食品，营养价值很高，每100克干银耳中含蛋白质5克、脂肪0.6克、碳水化合物78.3克、钙380毫克、磷250毫克、铁30.4毫克、维生素$B_1$0.002毫克、维生素$B_2$0.14毫克、尼克酸1.5毫克、核黄素0.14毫克、抗坏血酸4毫克。

中医认为，银耳味甘，性淡、平，归肺、胃、肾经，既有补脾开胃的功效，又有益气清肠的作用；还可以滋阴润肺、补肾益精、润肠强心、健脑、解酒。它能主治肺热咳嗽、肺燥干咳、咳痰带血、胃肠燥热、便秘下血、衄血、肺痈、虚劳咳嗽、虚热口干、咽干、咽痒、胃炎、肺

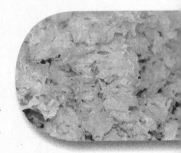

结核潮热、神经衰弱、心悸、失眠、月经不调、血管硬化症、高血压、高脂血症、白细胞减少症等。银耳还能增强人体免疫力，并可增强肿瘤患者对放、化疗的耐受力。日常生活中，可以在煮粥、炖肉时放一些银耳，这样即可以享受美食，又能滋补身体，可谓一举两得。

应用举例

（1）燕窝银耳羹：取燕窝10克，银耳20克，冰糖适量，先将燕窝用清水刷一遍，再放入热水中浸泡3~4小时，然后择去毛绒，再放入热水中泡1小时；银耳用清水浸泡1小时即可。用瓷罐或盖碗盛入燕窝、银耳、冰糖，隔水炖熟后服食对支气管炎、肺心病、高血压、冠心病心肺阴虚型患者有辅助治疗作用。

（2）蒸银耳：银耳3克，清水浸泡12个小时，加白糖或冰糖适量，隔水蒸1小时，于晚上睡前服，治血管硬化、高血压、眼底出血。

（3）银耳粥：银耳与粳米、大枣同煮粥，用适量冰糖调味食用，有润肺生津、滋阴养胃、益气止血、补脑强心等作用，适用于病后体虚或中老年人虚弱、虚劳咳血、痰中带血、慢性便血、痔疮出血以及阴虚内热、肺结核低热、血管硬化、高血压等病证。风寒感冒咳嗽者忌食。

（4）滋阴银耳羹：银耳5克，温水泡发半小时，加水煮沸后用小火继续煎熬2~3小时，加入冰糖60克，鸡蛋清1个（先用清水搅拌），煮沸后加入适量猪油调味食用。这款食疗方有养阴润肺、益气生津作用，适用于肺阴虚咳嗽、咯血及有阴虚见症的其他病证患者食用。

温馨提示 银耳中含有较多的硝酸盐类，经煮熟后如放置时间较长，硝酸盐就会还原成亚硝酸盐，食用后可造成人体缺乏正常的造血功能，严重者会发生泻吐、昏迷不醒，甚至死亡。

10. 香菇

作用概说　香菇又名"香蕈""冬菇""香信"等，是一种优质食用菌，以肉厚、气香者为上品。可清炖或油炒，味鲜美可口。

近年来研究发现，香菇有降血压、消食去脂、抗病毒、抗癌等作用。现代医学认为，香菇中所含的纤维素能促进胃肠蠕动、防止便秘、减少肠道对胆固醇的吸收。香菇中含有的香菇嘌呤等核酸物质，能促进胆固醇分解与排泄，从而防止血脂升高。香菇中的香蕈太生有较好的降脂作用，连续服用能降低总胆固醇及甘油三酯。由此可见，常吃香菇对高脂血症患者有良好的预防和辅助治疗作用。

香菇含有丰富的蛋白质、矿物质和维生素。每100克干香菇中含蛋白质16.2克、脂肪1.8克、碳水化合物60.2克、钙76毫克、磷280毫克、铁8.9毫克、硫胺素0.16毫克、核黄素1.59毫克、尼克酸23.4毫克。此外，还含有多种游离氨基酸、乙酰胺、胆碱、腺嘌呤、麦角甾醇、海藻糖、香蕈太生及微量三甲胺等物质，所含脂肪中的不饱和脂肪酸较多，这些物质与其降血脂功效有关。

中医认为，香菇味甘，性平，有益气补虚、健胃、透疹等功效。可用于食欲不振、吐泻乏力、小便淋浊、痘疹不出等病证。

应用举例

清炒或煮汤： 高脂血症、动脉硬化患者食用炒鲜香菇（鲜香菇90克，用少量植物油烹炒）或香菇降脂汤（鲜香菇90克，煮汤），有明显的降脂作用。

温馨提示　香菇性平，诸病无忌。

11. 番茄

作用概说 番茄为茄科植物番茄的新鲜果实，又名"西红柿""番柿"，我国各地均有栽种。

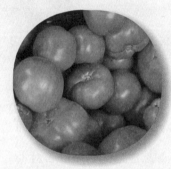

最新研究表明，番茄具有防癌、抗癌、延缓衰老、防止心脏病等作用。番茄的这些功能源于其中所含的番茄红素。番茄红素是一种脂溶性不饱和碳氢化合物，是一种类胡萝卜素，呈红色，不表现维生素A的生理活性，对氧化反应敏感，日光照射经过12小时，番茄红素基本上损失殆尽。因此，贮存或烹制番茄时，应尽量避免光照及与铁、铜离子接触。番茄红素具有抗氧化、消除自由基、诱导细胞间接通信、调控肿瘤增殖、减轻由体内过氧化引起的对淋巴细胞DNA的损害、减缓动脉粥样硬化形成等作用。

番茄是维生素A和维生素C的优质来源，还含有丰富的维生素P，可预防毛细血管出血症。其铁、钙、镁等元素含量也很多，有益于补血。每100克番茄中含水分95克、蛋白质1.2克、脂肪0.4克、碳水化合物2.2克、粗纤维0.6毫克、钙23毫克、磷26毫克、铁0.5毫克、胡萝卜素0.11毫克、维生素B_1 0.05毫克、维生素B_2 0.01毫克、尼克酸0.5毫克、维生素C 17毫克，可供热量17千卡。番茄中亦含有丰富的维生素P，能够保护血管，可防治动脉硬化。同时，番茄中含钾量较高，对心肌细胞有保护作用。

中医认为，番茄味甘、酸，性微寒，入脾、胃、肝经，有生津止渴、健胃消食、凉血平肝、清热解毒、降低血压等功效，主治津伤口渴、胃纳不振以及高血压等病证。

应用举例

（1）番茄生食：每日早晨空腹生食西红柿1~2个，半个月为1个周期，可用治高血压眼底出血。

（2）西红柿炒鸡蛋：这是简单实用的菜肴，高血压、冠心病、慢性肾炎等患者宜常食用。

温馨提示　番茄性寒，凡脾胃虚弱者不宜多食。

12. 茄子

作用概说　茄子又名"昆仑瓜""酷苏"，古名"落苏"，属茄科植物，是夏季佳蔬良药，根据其形状不同可分为"圆茄""灯泡茄"和"线茄"3种类型。

近来研究发现，茄子所含的生物类黄酮（维生素P）具有降低毛细血管脆性、增强细胞的黏着力、促进细胞新陈代谢、增强毛细血管弹性、提高微血管抵抗力和防止出血、降低血中胆固醇浓度和降压等功效，对高血压、动脉硬化症、咯血、紫斑症有辅助治疗作用。

茄子营养丰富，尤其含大量维生素P，能保护血管。每100克茄子中含蛋白质2.3克、脂肪0.1克、碳水化合物3.1克、钙22毫克、磷31毫克、铁0.4毫克、胡萝卜素0.04毫克、硫胺素0.03毫克、核黄素0.04毫克、尼克酸0.5毫克、抗坏血酸3毫克。紫茄皮中还含有丰富的生育酚（即维生素E），能增强细胞膜的抗氧化作用、抗拒有害自由基对细胞的破坏、防治动脉硬化和心脑血管疾病。

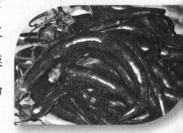

中医认为，茄子味甘，性寒，有散瘀消肿止痛、治疗寒热、祛风通络、止血等功效。

应用举例

（1）蒸茄子：将茄子洗净切开，放笼屉上蒸烂，凉透后与蒜泥、芝麻酱、香油、味精等拌匀即成素拌茄泥。高血压、冠心病、肾炎患者及老年人可常食用蒸茄子。

（2）鱼香茄子：这是川菜美味，具有清热解毒、活血止痛的作用，能促进伤口愈合，可防止心血管疾病。

温馨提示　茄子性凉，故体虚寒者以及孕妇、产妇不宜多食；又因其果肉组织中因含有生物碱而带有涩味，故不宜生吃。除作蔬菜外，也可制成茄干、茄酱或腌渍茄。

13. 黄瓜

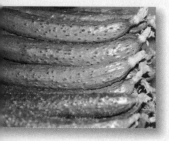

作用概说　黄瓜又名"胡瓜""王瓜"，为葫芦科植物黄瓜的果实。黄瓜的嫩瓜呈浓绿、淡绿或黄白色，老瓜为黄色。黄瓜含有纤维素，可促进肠道中腐败食物的排泄，并且能降低胆固醇和降低血压。鲜黄瓜中还含有一种物质叫丙醇二酸，它可以抑制糖类物质转变为脂肪，具有减肥作用。因此，高脂血症、肥胖症、高血压患者常吃黄瓜大有好处。

据分析，每100克黄瓜中含蛋白质0.6克、脂肪0.2克、碳水化合物1.6克、磷29毫克、铁0.3毫克、胡萝卜素0.13毫克、硫胺素0.04毫克、核黄素0.04毫克、抗坏血酸6毫克。

中医认为，黄瓜性甘，味凉，有利尿、解毒、降胆固醇等作用，可用于肥胖、烦渴、咽喉肿痛、高血压等疾病的治疗。

另外，黄瓜头含有葫芦素C，动物试验证明，这种物质具有明显的抗肿瘤作用。

应用举例

（1）酿黄瓜主：治高脂血症、肥胖症。

（2）黄瓜炒木耳：常用于治疗高脂血症、高血压、冠心病，并有健美作用。

（3）泡水代茶：黄瓜经常被列为重要的药用蔬菜，因为黄瓜的根、茎、叶对治疗心脏病有特效。方法是将黄瓜叶、茎、根阴干，然后煎煮当茶饮，用普通的茶碗，每天饮用5~6次，开始时可淡一点，然后逐天慢慢加浓。

（4）鲜黄瓜藤加水煎服，可用于高血压的治疗。

温馨提示　黄瓜不宜和含维生素C含量高的蔬菜如西红柿、辣椒等一同烹饪，因它含有分解酶，能破坏西红柿中的维生素C。另外，黄瓜不可与花生仁同食。

14. 冬瓜

作用概说　冬瓜又名"白瓜""水芝""地芝""枕瓜""濮瓜""白冬瓜""东瓜"，为葫芦科植物冬瓜的果实。冬瓜有利尿作用，而且含钠量很低，对高血压和动脉硬化等疾病有良好的治疗作用。冬瓜含丙醇二酸，对于防止人体发胖有作用。《食疗本草》有云："欲得体瘦轻健者，则可常食之。"

每100克冬瓜含蛋白质1.5、糖8克、粗纤维15克、钙72毫克、磷45毫克、铁1.1毫克、胡萝卜素0.04毫克、硫胺素0.04毫克、核黄素0.08毫克、尼克酸1.1毫克、维生素C 61毫克。

中医认为，冬瓜味甘、淡，性凉，入肺、大肠、小肠、膀胱经，有利水、消痰、清热、解毒之功，主治水肿胀满、脚气、淋证、咳喘痰鸣、暑热烦闷、消渴、泻痢、痈肿、痔漏，并能解鱼毒、酒毒。

应用举例

（1）口蘑烧冬瓜：可用于高血压、肥胖病、糖尿病患者的辅助治疗。

（2）鸡块冬瓜：适宜高血压病、冠心病、脑血管病、营养不良等患者经常食用。

温馨提示　冬瓜可以煎汤、煨食、做药膳、捣汁饮，或生冬瓜外敷。其本品性凉，不宜生食，脾胃虚弱、肾脏虚寒、久病滑泻者忌食。

15. 南瓜

作用概说　南瓜为葫芦科植物南瓜的果实，又名"番瓜""倭瓜""金瓜""北瓜"，多产于夏秋季。南瓜含有淀粉、钙、磷、铁、钾、尼克酸、胡萝卜素、果胶、维生素B$_1$、维生素B$_2$、维生素C、维生素E、葡萄糖、瓜氨酸、精氨酸、天门冬素、葫芦巴碱、腺嘌呤、纤维素等。

中医很早就发现了南瓜除了作为日常食品外，更有丰富的药用价值。中医认为，南瓜味甘、性温，具有补中、补肝气、益心气、益精气、化痰排脓、解毒杀虫等功效，主治咳嗽、哮喘、肺痈、便秘等病证。《滇南本草》中记载南瓜能"横行经络、利小便"。《本草纲目》谓之能"补中益气"。南瓜中的果胶可以保护胃肠等消化道黏膜免受粗糙食物刺激，促进溃疡愈合，对消化性溃疡有一定疗效。果胶还可与人体中多余的胆固醇黏结在一起，从而降低胆固醇的含量、防止动脉硬化，对防治高血压也有良好的作用。现代医学研究发现，南瓜含有较多的果胶纤维与淀粉类食物混合时，可提高胃内容物的黏度，并调节胃内食物的吸收度，使碳水化合物吸收减慢，从而推迟了胃排空的时间及改变肠蠕动速度，使饭后血糖不至于升高过快，因而对糖尿病也有较好的疗效。

应用举例　糯米和南瓜做的南瓜饼，既美味，又有润肌肤、减肥的功效，高血压、冠心病患者均可食用。

温馨提示　患有脚气、黄疸以及气滞湿阻之病者忌食；南瓜忌与羊肉同食。《本草纲目》谓："（南瓜）多食发脚气、黄疸。"《本草求真》说："凡人素患脚气，于此最属不宜，食则湿气生壅。黄疸湿痹，用此与羊肉同食，则病尤见剧迫。"《随息居饮食谱》曰："凡时病疳疟，疝痢胀满，脚气痞闷，产后痧痘，皆忌之。"《饮食须知》认为："忌与猪肝、赤豆、荞麦面同食。"

16. 荠菜

作用概说　荠菜又名"护生草""净肠草""地米菜""地菜""地菜花""苨菜""清明草""护生菜"等，为十字花科植物荠菜的全草。自古以来，荠菜一直被人们称为野菜中的珍品，早在春

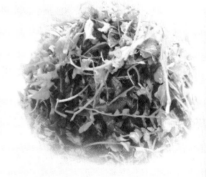

秋时期的《诗经》中，就有"其甘如荠"的吟咏；辛弃疾也有"城中桃李愁风雨，春在溪头荠菜花"的诗句。荠菜作为一种野菜，能受到称颂，主要是因为它含丰富的营养素，有较好的医疗保健作用。

现代药理学研究证实：荠菜含有较丰富的胆碱、乙酰胆碱、芥菜酸钾等成分，具有降低血压的功能；所含的黄酮素、芸香苷等有扩张冠状动脉的作用。因此，荠菜可列为高血压、冠心病患者的保健食品。

荠菜含草酸、酒石酸、苹果酸、丙酮酸、对氨基苯磺酸、延胡索酸等有机酸；含精氨酸、天门冬氨酸、脯氨酸、蛋氨酸、亮氨酸、谷氨酸、甘氨酸、丙氨酸、胱氨酸、半胱氨酸等氨基酸；含蔗糖、山梨糖、乳糖、氨基葡萄糖、山梨糖醇、甘露糖醇、侧金盏花醇等糖分；含钾、钙、钠、铁、氯、磷、锰等无机物，以及胆碱、乙酰胆碱、马钱子碱、皂苷、黄酮类等多种成分。每500克荠菜中含蛋白质21.2克、脂肪1.6克、糖24克、钙1 680毫克、磷292毫克、铁25.2毫克、胡萝卜素12.8毫克、硫胺素0.56毫克、核黄素0.76毫克、尼克酸2.8毫克、维生素C 220毫克。其籽含有脂肪及微量荠子油、胆碱等，有扩张冠状动脉的作用。荠菜含季胺化合物，可以降低血压。

中医认为，荠菜味甘，性平，无毒，入肝、心、肺、脾经，具有和脾、利水、止血、明目、健胃、解毒等功效，主治痢疾、水肿、淋证、乳糜尿、吐血、衄血、便血、月经过多或崩漏、目赤肿痛，对高血压、眼底出血、牙龈出血以及肾炎水肿等均有一定疗效。

应用举例

（1）高血压、眼底出血、眩晕头痛者，可用鲜荠菜6~9克煎汁代茶饮；或用荠菜花15克，墨旱莲12克，水煎服，每天3次，连服15天为1个周期，如血压未降可继服1个周期；若血压已有明显降低，可酌情减服，每天2次，每次量略为减少。

（2）单味荠菜30~120克，水煎服，每天1次，用于治疗高血压。

（3）荠菜15克，车前草15克，切碎、加水煎服，每天1~2次，用于治疗高血压。

（4）荠菜60克去根、洗净，淡菜适量用清水浸发、并用开水焯过。把全部两者一齐放入锅内加清水适量，武火煮沸后改文火煎煮1~2个小时，调味既可饮用，具有滋阴、清热、明目的作用，可用于治疗高血压、高脂血症。

温馨提示　荠菜可以煎汤、炒菜、做饺子馅食用，也可入丸散，或捣烂外敷。其性味平和，诸无所忌。

17. 菠菜

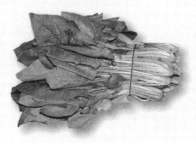

作用概说　菠菜是我们常吃的普通蔬菜之一，此菜本来是两千多年前波斯人栽培的菜蔬，所以它有个别名叫做"波斯草"。唐代贞观二十一年，尼泊尔国王那拉提波把菠菜作为一件礼物，派使臣送到长安献给唐皇，菠菜从此在中国"落户"。当时中国称菠菜产地为西域菠薐国，所以它当时被叫做"菠薐菜"，因其当中的"薐"字难认不方便，后来便简成两个字了。苏东坡有一首赞颂菠菜的诗写道："北方苦寒今未已，雪底菠薐如铁甲；岂知吾蜀富冬蔬，霜叶露芽寒更苗。"他着力描写了菠菜的耐寒性能，令人对其顿生敬意。菠菜为藜科植物，因为根部为赤红色，故又称"赤根菜"，它含有较多铁质，是失血过多或身体缺乏铁质者的滋补之物。菠菜还被推崇为养颜佳品，与苹果、胡萝卜、脱脂牛奶、小鸡、麦芽油、橙子、贝类、金枪鱼和白开水，同被列为"十大养颜美肤食物"。因此，菠菜颇受渴求健美人士的青睐。

菠菜营养极为丰富，特别适用于儿童和慢性病患者食用，尤其是高血压和糖尿病患者，多食菠菜好处更多。

菠菜是铁、镁、钾和维生素A的优质来源，也是钙和维生素C的上等来源。菠菜含有十分可观的蛋白质和维生素A、维生素B、维生素C、维生素K。每100克菠菜含水分91.5克、蛋白质2.4克（0.5千克菠菜相当于2个鸡蛋的蛋白质含量）、脂肪0.3克、碳水化合物4.3克、粗纤维0.2毫克、钙103毫克、磷38毫克、维生素A 3毫克（比胡萝卜多）、维生素B_1 0.02毫克、维生素B_2 0.14毫克、尼克酸0.6毫克、维生素C 38毫克（为番茄的3倍），可供热量30千卡。菠菜的赤根含有一般蔬果中缺乏的维生素K，有助于防治皮肤、内脏的出血倾向。菠菜含有人体造血原料之一的铁，常吃菠菜可令人面色红润、光彩照人，不易患缺铁性贫血。现营养学家已测定出每100克菠菜含铁1.6~2.9毫克，在蔬菜中名列前茅。

中医认为，菠菜味甘，性平、微凉，有养血、止血、滋阴润燥、养肝明目、活血醒酒、降血压、开胸调中等功效。菠菜可养血滋阴，对春季因为肝阴不足引起的高血压、头痛目眩、糖尿病和贫血等都有较好的治疗作用。

应用举例

（1）凉拌波菜：鲜菠菜及根100克，开水烫3分钟，捞起加麻油拌食，每天2次，可用于治疗高血压、头痛、目眩、便秘。

（2）姜汁波菜：菠菜削去须根，保留红头，切成长段，洗净后在沸水中略焯，放入盘内晾凉，生姜洗净挤出姜汁与麻油、酱油、醋等调味品一起淋到菠菜上。姜汁菠菜可以用于高血压、老年便秘、习惯性便秘、痔疮。

（3）菠菜素炒：适宜高血压病、脑血管病患者以及老年人经常食用。

温馨提示 菠菜含草酸较多，有碍机体对钙的吸收，故吃菠菜时宜先用沸水烫软，捞出再炒。婴幼儿以及肺结核缺钙、软骨病、肾结石、腹泻等疾病患者，则应少吃或暂戒食菠菜。菠菜性凉滑利，每餐不宜多食，过量容易导致腹泻，体质虚弱便溏者少服。

18. 茼蒿

作用概说　"渐觉东风料峭寒，青蒿黄韭试春盘"。苏东坡这句诗中的"青蒿"指的就是茼蒿。南宋诗人陆游不仅喜欢吃茼蒿，而且还喜欢栽种与采摘茼蒿，他在《初归杂咏》

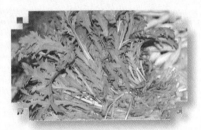

中有云："小园五亩剪蓬蒿，便觉人间迹可逃。"他视采摘茼蒿为仿佛置身于人间仙境。茼蒿原产我国，《唐本草》作"同蒿"，俗称"蓬蒿""蒿子杆"，属菊科一年生或两年生草本植物。《本草纲目》载："九月份下种，冬季及明年春采食，茎叶肥嫩，微有蒿气，故名茼蒿，花深黄色，状如小菊花。"茼蒿因味道与花的形状似菊花，故有的地方叫它"菊花菜""菊蒿菜""春菊"。又因采其上部嫩叶后，下部叶腋便生新芽，春、夏、秋三季可随时采摘，因而民间又称其为"无尽菜"。

茼蒿营养价值很高，含有碳水化合物、蛋白质，其每100克嫩叶含有维生素C 25毫克、钙65毫克，在绿叶菜中均居前列。此外，它因含有腺素、胆碱等物质，所以有一定的药用价值。最早记载茼蒿药用的唐代医学家孙思邈在《千金方·食治》中说，吃茼蒿可以"安心气、养脾胃、消痰饮、利肠胃"。清代的《得配本草》说，茼蒿"利肠胃，通血脉，除膈中臭气"。现代研究证明，茼蒿可治疗慢性肠胃病和习惯性便秘。

茼蒿含有一种特殊的芳香气味，所含的氨基酸和挥发性精油能令人头脑清醒，兼有降压作用。茼蒿因含类似菊花香味的挥发性油而具有开胃作用，因此它不仅是百姓餐桌上的"常客"，也是一些著名饭店、酒家的名肴，如北京饭店的蓬蒿丸子汤，已经作为名菜载入《北京饭店名菜谱》。

应用举例

（1）治高血压头昏脑胀：用新鲜茼蒿适量，洗净后切碎，然后捣取茼蒿汁约50毫升，加入适量温水后饮用，每天2次。

（2）治高血压头昏脑胀：鲜茼蒿菜洗净切碎，捣烂取汁，每次1酒杯（温开水冲服），每天2次。

（3）治疗高血压：取鲜茼蒿菜和鲜菊花脑各60克，煎汤饮服，每次1小茶杯，每天2次，持续服用一段时间。

温馨提示 我们平时吃茼蒿主要是吃它的嫩茎叶，故较好的烹饪方法一是汆汤，二是凉拌。此外，粉蒸或热炒作荤菜衬底，也别具风味。《本草逢原》上说"茼蒿气浊，能助相火，禹锡言多食动风气，熏人心，令人气满"，故一次不可吃得过多。

19. 藕

作用概说 有民谚曰："荷莲一身宝，秋藕最补人。"藕又名"莲藕""莲根"，富含淀粉、蛋白质、天门冬素、维生素C和维生素B$_1$、焦性儿茶酚、d-没食子儿茶精、新绿原酸、无色矢车菊素、无色飞燕草素、过氧化物酶，以及钙、磷、铁等无机盐。藕肉易于消化，适宜老少滋补。

中医认为，莲藕味甘，入心、脾、胃经。生藕性寒，有清热除烦、凉血止血散瘀之功；熟藕性温，有补心生血、滋养强壮及健脾胃之效。藕段间的藕节因含有2%左右的鞣质和天门冬酰胺，其止血收敛作用强于其他部分，还能解蟹毒。莲藕的花、叶、梗、须、蓬及莲子、莲心各有功效，均可入药治病。藕与姜合烹，具有延缓衰老、降脂、降压等作用。

应用举例　生食、烹食、捣汁饮，或晒干磨粉煮粥。用鲜藕500克洗净、去皮，切成薄片，放入沸水中焯一下；姜5克洗净、去皮，切成末，与食盐拌匀，加入其中用盖盖上，焖2分钟；再将酱油10克，醋15克，食盐适量、芝麻油少许放在碗内，调成味汁，浇上即成姜拌脆藕。此粥具有健脾开胃、养血补虚、止泻防衰、降脂降压等作用。

温馨提示　本品性寒，故脾胃虚寒、腹泻腹痛者宜少食。

20. 海带

作用概说　海带又名"昆布""海草""大叶藻"，是生长在海水中的大型褐色藻类。海带在日本菜里是不可缺少的调味品，各式各样的海带食品在日本数不胜数。过去，它被叫做"养老海带"，一直被看作药材和保健食品。

海带不仅具有较高的营养价值，还具有较好的医疗保健作用。海带有降压和降胆固醇的作用，对高血压、动脉硬化和肥胖病，都有一定的辅助治疗作用。

据测定，每100克海带中含蛋白质8.2克、脂肪0.1克、碳水化合物6.2克、钙1 177毫克、磷216毫克、铁150毫克、碘24毫克、胡萝卜素0.57毫克、硫胺素0.09毫克、核黄素0.36毫克，还含有大量纤维素、褐藻胶等。

中医认为，海带味甘、咸，性寒滑，有利尿作用，可用于预防和治疗高血压。

应用举例

（1）坚持每天食用2克以上的海带对预防高血压病有作用，还可以预防动脉硬化和高脂血症；每天坚持食用10克以上海带，对高血压病有治疗作用，可降低血压并使血压保持稳定。

（2）治疗高血压病：海带、绿豆各100克煮食，每天2次；或海带50克，决明子25克，水煎服；或海带根生粉，每天6~12克，连服2个月。

（3）冠心病、肥胖症患者可常以海带为菜，水煮吃海带饮汤；或每天用海带9克，草决明15克，水煎滤除药，吃海带饮汤。

温馨提示　海带贮存一段时间或受潮后再干燥时，表面可形成一层白霜，此为甘露醇，无毒无害。海带含砷较高，对人体健康有害，食用前应用水漂洗浸泡，以减少砷含量。

21. 茭白

作用概说　茭白又称"茭芦""茭瓜""菰""菰手""菰菜"，为禾本科植物菰前的肥大菌瘿。南朝梁代沈约《咏菰诗》云："结根布洲渚，垂叶满皋泽。匹彼露葵羹，可以留上客。"古代张翰为苏州人，因思念家乡所产的菰菜、莼羹和鲈鱼而弃官归隐，所以后人称思乡、归隐为"莼鲈之思"。

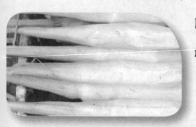

每100克茭白含有水分93.0克、蛋白质1.4克、脂肪

0.3克、碳水化合物3.5克、钙24毫克、磷45毫克、铁1.1毫克、胡萝卜素0.02毫克、维生素C 6毫克、硫胺素0.02毫克、核黄素0.02毫克、尼克酸0.4毫克。

中医认为，茭白味甘，性寒，无毒，入脾、肺、胃经，有清热通便、除烦解酒的功效，主治黄疸、暑湿腹痛、中焦痼热、烦渴、小便不利、大便秘结，以及酒毒、产后乳汁不下、高血压等。

应用举例　鲜茭白根60克，水煎服，治湿热黄疸、小便不利；若加旱芹菜30克，水煎服，则治大便秘结、心胸烦热、高血压。

温馨提示　需要说明的是茭白性寒能引发旧病，凡肠胃虚寒及疮疡化脓者勿食。

22. 芋头

作用概说　芋头为单子叶植物天南星科植物芋的块茎，成熟后多在每年秋季上市。

芋头含有丰富的镁元素，镁能够起到松弛血管内壁的作用。70克干芋头可提供人体每天所需要的420毫克的镁元素。一项对60个高血压患者的研究结果表明，患者每天摄入480毫克镁，血压平均下降4 mmHg。

芋头是老幼皆宜的滋补品，也是秋季素食一宝。芋头的营养价值很高。芋头块茎中的淀粉含量占70%，并富含蛋白质、脂肪、钙、磷、铁、钾、镁、钠、胡萝卜素、烟酸、维生素C、维生素B_1、维生素B_2和皂角苷等多种成分。

中医认为，芋头具有益胃、宽肠、通便散结、益肝肾、添精益髓等功效，对治疗大便干结、甲状腺肿大、肿毒、瘰疬、乳腺炎、虫咬蜂蛰、肠虫癣块、急性关节炎等病证有一定作用。

应用举例 芋头软酥黏滑，食用方法很多，煮、蒸、煨、烤、烧、炒、烩均可。常见的吃法是把芋头煮熟或蒸熟后蘸糖吃，或者做成芋头烧肉。此外，将芋头切成丁块与玉米掺在一起煮粥，同样色香味俱佳。各地用芋头做的特色菜很多，如广西的"清蒸荔浦芋头"、福建的"太极芋泥"、四川的"椒麻芋头"、江苏的"葱油芋头"、浙江的"糖花芋头"和"芋头辣粽"、上海的"椒盐芋片"、湖南的"槟榔芋头"、台湾的"芋茸卷"、广东的"炸芋饺"等，都别具风味。

温馨提示 由于芋头含较多淀粉，所以一次不能多食，多食有滞气之弊，而生食有微毒。

23. 土豆

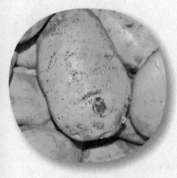

作用概说 很多人因为土豆淀粉含量比较高，不吃或少吃土豆，害怕吃土豆会长胖，把土豆拒之日常菜谱之外。殊不知，土豆所含的热量并不多，不仅不会使人发胖，而且是理想的减肥食品。营养专家告诉我们，土豆因其营养丰富而有"地下人参"的美誉，科学合理地食用土豆，完全可以保持苗条身材。

据营养学家分析，土豆的营养成分非常丰富，每100克土豆可食部分含蛋白质2.6克、含有脂肪0.04克、碳水化合物15.76克。而且土豆的蛋白质质量比大豆还好，最接近动物蛋白，它含有特殊的黏蛋白，不但有润肠作用，还参与脂类代谢能帮助胆固醇代谢。土豆有齐全的8种必需氨基酸，含丰富的赖氨酸和色氨酸，这是一般粮食所不可比的。土豆中的碳水化合物含量只及粮食的1/4。土豆所含的钙虽然不及其他蔬菜和某些谷物多，但是富含钾、锌、铁，所含的钾可预防脑血管破裂。此外，土豆还含有多种维生素，其中维生素C的含量比较多，所含的蛋白质和维生素C均为苹果的10倍，维生素B$_1$、维生素B$_2$、铁和磷含量也比苹果高得多。从营养角度看，它的营养价值相当于苹果的3.5倍。因此，说土豆是粮菜兼备的好食品。美国农业部农业研究所认为："每餐只吃全脂牛奶和土豆，就可以得到人体所需要的营养素。"

应用举例　食用土豆时首先要有量的保证，每天吃薯类食品（马铃薯、白薯、芋头）在80克左右；其次是荤素搭配好，同样可以在享受美食的同时，达到保持苗条身材的目的。对于土豆具体的吃法，专家推荐的是凉拌土豆丝和土豆沙拉，这两道菜最能体现土豆的营养价值。凉拌土豆丝最好的辅料是柿子椒、尖椒和香菜，而土豆沙拉则应加入一些绿叶菜。

温馨提示　"洋快餐"中常见的土豆泥、炸薯条并不有益健康。土豆泥由于在加工过程中被氧化，破坏了大量维生素C，使营养成分大大降低。炸薯条反复高温加热，产生聚合物，所以要尽量少吃。

24. 山药

作用概说　山药又名"薯蓣""山芋""诸薯""延草""玉延""薯药""山诸""怀山药"，为薯蓣科植物薯蓣的块茎。

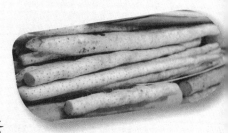

山药含皂苷、黏液质、胆碱、淀粉、糖蛋

白、自由氨基酸、止杈素、多酚氧化酶、维生素C、4-二羟基苯乙胺，其黏液质中含有甘露聚糖与植酸。山药所含脂肪量极低，而大量含有的黏液蛋白能有效预防心血管系统的脂质沉淀，可防止动脉粥样硬化过早发生、保持血管壁的弹性，对防治高血压病具有重要的意义。山药所含的多巴胺等活性成分有改善血液循环的作用，并能扩张血管、降低血压，可有效地防治心血管综合征。山药含有大量的钾，每100克鲜山药食部含钾量达到213毫克，而含钠量为18.6毫克，K因子（钾／钠比值）为11.45。凡K因子≥10的食物对高血压病都有较好的防治作用。

中医认为，山药味甘，性平，入肺、脾、肾经，具有健脾、补肺、固肾、益精等功效，主治脾虚泄泻、久痢、虚劳咳嗽、消渴、遗精、带下、小便频数等病证。山药可以降低胆固醇、预防高血压，具有治疗高血压、调整胃肠功能的功效。另外，山药特有的黏性物质还可促进体内蛋白质的有效利用。

应用举例　可去皮鲜炒，或晒干煎汤、煮粥食用。高脂血症、高血压病、高血糖是动脉粥样硬化形成和发展的重要因素。研究表明，补镁既可使高血压病得到相应改善，又可有益于糖尿病治疗，还能降低甘油三酯、胆固醇特别是低密度脂蛋白水平。增加镁的摄入量可选择补镁食疗方——黄芪山药粥：黄芪15克，山药（干品）20克，研末，与粳米50克一同煮粥。每天1次。

温馨提示　有湿热寒邪以及患便秘的人不宜食用。

25. 甘蓝

作用概说　甘蓝为十字花科植物甘蓝的茎叶，又名"洋白菜""包

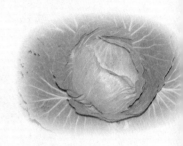

菜"等。

甘蓝含有丰富的维生素，每100克甘蓝中含维生素C 60毫克（约为黄瓜的10倍，西红柿的5倍），有延缓衰老和令人健美的作用。另含钙62毫克（约为黄瓜的3倍，西红柿的10倍），钾200毫克，钾对防治高血压很有益处。甘蓝中还含有较多的维生素K，有助于防止血液凝固、增强骨密度。此外，甘蓝中含有维生素U是它的一大特点。维生素U具有保护黏膜细胞的作用，对胃炎及胃溃疡的预防与治疗有较好的效果。还含有较多的微量元素钼及果胶、纤维等。甘蓝的果胶、纤维能阻止肠道吸收胆固醇、胆汁酸，因此对动脉硬化、心脏局部缺血、胆石病患者以及肥胖的人特别有益。甘蓝所含的钼能抑制硝酸铵的合成而具有抗癌作用。研究表明，甘蓝富含防衰老的抗氧化成分，具有提高人体免疫力、增进身体健康的功效。

中医认为，甘蓝味甘，性平，无毒，入胃经，具有止痛生肌的功效，主治胃及十二指肠溃疡病早期疼痛。另外，甘蓝具有补肾壮阳、健脑健脾作用，对动脉硬化、结石、便秘、肥胖症等有疗效。

应用举例　甘蓝汁对于促进造血功能的恢复、抗血管硬化和阻止糖类转变成脂肪、防止血清胆固醇沉积等，具有良好的功效。甘蓝汁中的维生素A可以促进幼儿发育成长和预防夜盲症，所含的硒除有助于防治弱视外，还有助于增强人体内白细胞的杀菌力和抵抗重金属对机体的毒害。

26. 马齿苋

作用概说　马齿苋为马齿苋科植物马齿苋的干燥地上部分。传说从前有个大户人家，婆婆经常虐待儿媳齿苋。有一年，村中流行痢疾，齿苋病倒了，婆婆怕传染到自己身上，把齿苋赶到菜园的茅草屋里住。齿苋又气又饿，为填饱肚子，只好去菜园挖些野菜放到婆婆每天送的一小锅稀饭中煮着吃。谁知连吃几天，痢疾竟不治而愈。病好后，齿苋走出菜园，发现婆婆、丈夫也染上了痢疾，躺在床上不能行走。齿苋忙去野外挖些野菜为婆婆、丈夫治病。经过几天的疗养，婆婆、丈夫的病很快治好了。婆婆看着媳妇为自己治病、做饭、洗衣，对自己以前的态度羞愧不止。从此婆婆不再虐待儿媳了。齿苋挖了许多野菜送给村里患痢疾的乡亲们，不久村里的痢疾患者全治愈了。这种治疗痢疾的野菜外形像马的牙齿，又是齿苋发现的，所以人们便把这种野菜称作"马齿苋"。

研究发现，马齿苋对痢疾杆菌、大肠杆菌和金黄色葡萄球菌等人体致病细菌有较强的抑制作用，有"天然抗生素"的美称。近年来，不少野菜已成为城镇居民的美味时尚，马齿苋就是其中之一。将马齿苋作美味早有记载，唐代孟诜《食疗本草》一书用马齿苋煮粥，既是美味又是药疗。南朝学者陶弘景把马齿苋收入《本草经集注》，列举食用方法多种多样，如煲汤、煮粥、小炒、炒肉等。

最近，美国科学家小诺曼·赛勒姆发现，地中海一带的居民由于经常食用马齿苋，心脏病和癌症的发病率低于其他地区的居民。为此，小诺曼对马齿苋进行了分析研究，发现其中含有一种不饱和脂肪酸，能抑制人体内血清胆固醇和甘油三酯的生成，使血栓素A_2（一种强烈的血管收缩剂和血小板凝结剂）合成减少、血液黏度下降，从而有效地预防冠心病的发生。马齿苋的钾含量也较高，钾离子进入血液后，可直接作用于血管壁上，使血管壁扩张，阻止动脉血管壁增厚，保护血管免受侵害。钾在人体内可以很好地配合蛋白质修复被破坏的组织和血管，减少高血压病中风的发病率。马齿苋淡水煮食，治疗糖尿病有效，对心血管疾病更有益。马齿苋中含有ω-3脂肪酸，这种物质只在鱼类脂肪中才有。ω-3脂肪酸对心、脑血管疾病的防治作用有两方面。一是可使血管内皮细胞合成的抗炎物——前列腺素增多、血小板形成血栓素A_2减少。前列腺素是血小板聚集抑制剂，有较强的扩张血管活性，而血栓素A_2是血小板聚集剂和收缩剂。这样使血凝下降，抗凝血作用增加，起到预防血栓形成的作用。二是ω-3脂肪酸具有使心肌兴奋、抑制和清除血清中胆固醇和甘油三酯生成的效应，能对心血管起保护作用。

中医认为，马齿苋味酸，性寒，归肝、大肠经，有清热解毒、凉血止血的作用，用于治疗热毒血痢、痈肿疔疮、湿疹、丹毒、蛇虫咬伤、便血、痔血、崩漏下血。马齿苋入药疗效高，已被载于《中药大辞典》和《中华人民共和国药典》。

应用举例　马齿苋、陈皮、丹参、黑木耳、猪瘦肉共煲汤饮，每天1次，可以保护心血管、抑制胆固醇和甘油三酯的形成，对瘀血积阻的冠心病有治疗作用。

温馨提示　凡脾胃虚寒、腹泻者勿用。

27. 发菜

作用概说　发菜是一种藻类，因风干的发菜形状、色泽酷似妇女的头发而得名。发菜色泽乌黑、丝长、柔韧，质地优良，又名"头发菜""发藻""大发

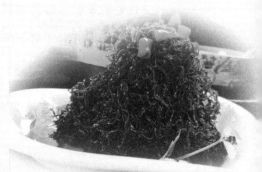

丝""地毛""地耳筋""毛菜""仙菜""净池毛"等，以多细胞藻丝体供食用。它大多生长在干旱草原、荒漠、平滩荒地和低山小丘，在世界上的分布很广，加拿大、美国、墨西哥、摩洛哥、索马里、阿尔及利亚、法国、俄罗斯、蒙古等都有生长。中国以西北部的宁夏、甘肃、内蒙古、新疆、青海、陕西、河北等地分布最多，而以宁夏最为著名。发菜在中国食用历史悠久，早在汉代即有记载。发菜是一种高档食品，与海参、鱼肚、燕窝、鱿鱼、猴头、鱼翅、熊掌合称为"美味八珍"。

发菜的营养价值很高，其蛋白质含量达20%以上，每100克发菜中含蛋白质20~23.41克（比肉类、牛奶、鸡蛋都高）、碳水化合物57克、粗脂肪5.59克、磷45毫克、钙2.6克、铁0.2克，还含有海胆酮、蓝藻叶黄素、藻蓝素和别藻蓝素等。发菜含有多种人体必需氨基酸、不饱和脂肪酸、维生素和微量元素，对改善人体血液循环和器官功能有重要作用。

发菜有较高的药用价值，其味甘、淡，性平，有平肝潜阳、清肠止痢、清热解毒、化痰止咳、助消化、解积腻、清肠胃、降血压、凉血明目、通便利尿等功效，可用于治疗佝偻病、痢疾、高血压、气管炎、鼻出血、营养不良等并能加速伤口愈合，还具有补虚除热、降低血压、软化血管的功效，是高血压、动脉硬化患者的保健食品。

应用举例

（1）发菜云耳肉丝汤可用于防治高血压。

（2）发菜海带蚌汤具有利肝降压的功效，可防治高血压。

（3）发菜马蹄粥可用于防治高血压、高脂血症。

温馨提示 发菜性寒，平素脾胃虚寒、大便溏薄之人应忌食。发菜可炒食、凉拌、汤食，以滑、柔、嫩、脆、润取胜，可做成多种名贵佳肴，以其清香细洁、柔韧鲜美为多种蔬菜之首。

28. 芦笋

作用概说 芦笋学名"石刁柏"，芦笋是上海人对它的俗称，华北地区还称它为"龙须菜"。芦笋原产东地中海沿岸、小亚细亚及原苏联高加索、伏尔加河和额尔齐斯河泛滥区，西伯利亚和我国黑龙江沿岸亦有野生种。罗马人在公元前200年左右已有芦笋，并由野生种选择出较佳品系，19世纪末传入我国。芦笋是一种品味兼优的名贵蔬菜，

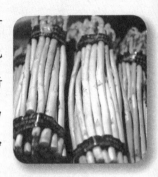

有鲜美芳香的风味，纤维柔软可口，能增进食欲、帮助消化，具有丰富的营养和较高的药用价值。

芦笋所含的有效成分具有降低血压、加强心肌收缩、扩张血管和利尿作用，这对高血压及动脉硬化患者尤为适宜。经常食用对心脏病、高血压、疲劳症、水肿、膀胱炎、排尿困难等病证有一定的疗效。

现代营养学分析，芦笋蛋白质组成具有人体所必需的各种氨基酸，含量比例也较恰当，无机盐元素中有较多的硒、钼、镁、锰等微量元素，还含有大量以天门冬酰胺为主体的非蛋白质含氮物质和天门冬氨酸。总的看来，芦笋所含蛋白质、碳水化合物、多种维生素和微量元素的质量优于普通蔬菜。

应用举例 可将新鲜芦笋煮熟后捣烂成泥状，置冰箱内贮存，每天吃2次，每次4汤匙，加水稀释后冷饮或热饮；亦可将芦笋配入其他素菜炒食。

温馨提示 芦笋虽好，但不宜生吃，也不宜存放1个星期以上才吃。

29. 腐竹

作用概说 腐竹是一种用大豆加工制作的食品，因外形似干竹片，故名"腐竹"。它干燥、轻薄，便于久贮。烹饪方便，或炸、或炒、或卤、或炖均可，做出的菜肴或酥脆香甜，或鲜嫩软滑，风味相当别致。

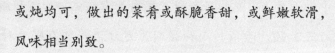

腐竹是高蛋白、低脂肪的食品，营养丰富。腐竹含有丰富的蛋白质和不饱和脂肪酸、卵磷脂等营养成分，含胆固醇极少，具有很高的食用价值，素有"植物肉"的美称。其不仅味美、且有降低人体胆固醇的作用，是高血压、动脉硬化和肥胖病人理想的保健食品。腐竹在我国有着悠久的历史，是我国人民生活中不可缺少的传统副食品之一。

应用举例 腐竹与甲鱼和大蒜相配，功效相得益彰，是治疗高脂血症及高血压、肝病的食疗佳品。

温馨提示 购买时要注意腐竹的质量。

30. 菊花脑

作用概说 菊花脑别名"菊花叶""路边黄""黄菊仔"等，为菊科菊属以嫩茎梢和叶片为蔬的多年生宿根草本植物。它原产我国，湖南、贵州、广东等省有野生种。菊花脑具有特殊的清香风味，夏季食用可消暑解渴、清热降压，是人们喜爱的特色蔬菜。

菊花脑的营养丰富，每100克嫩茎叶中含维生素C 17.1克、还原糖1.85克、粗蛋白2.79克、纤维素1.98克、胡萝卜素0.872毫克、钾419毫克、钠1毫克、钙131毫克、镁62.9毫克、磷56.9毫克、铜0.27毫克、铁4.46毫克、锌0.61毫克、锰0.38毫克、锶0.79毫克、硒2.38毫克，此外还含有菊苷、腺嘌呤、氨基酸、胆碱、黄酮苷和挥发性芳香物质，具有疏风散热、平肝明目、清热解毒等功效。《本草便谈》载其能"平肝疏肺，清上焦之邪热，治目祛风，益阴滋肾"。

应用举例

（1）菊花脑与粳米共煮粥，具有清肝明目、降血压等功效，适用于肝大、目赤、高血压、高血脂、两目昏花、痈肿等病证。

（2）用鲜嫩菊花脑的苗叶或嫩头，不拘量多少经常煎水喝，适宜于高血压患者伴有头痛、头晕、目赤、心烦、口苦者食用，更适宜高血压之人炎夏服食，有降血压、清头目的效果。

温馨提示　菊花脑性凉，凡脾胃虚寒、腹泻便溏之人忌食。菊花脑性凉，有凉血作用，故女子月经来潮期间以及寒性痛经者忌食。制作时，产区消费者的习惯是把菊花脑先入沸水中焯一下，捞出洗净，挤去水分切段，然后炒，或加调味料凉拌。可做成菊花脑蛋汤或菊花脑炒肉片、拌肚丝等。

31. 竹荪

作用概说　竹荪又名"竹笙"，为鬼笔科真菌长裙竹荪和短裙竹荪去掉头部的子实体，其形状略似气灯纱罩。它有深绿色的菌帽，雪白色圆柱状的菌柄，粉红色的蛋形菌托，在菌柄顶端有一围细致洁白的网状裙，从菌盖向下铺开，整个菌体显得十分俊美，色彩鲜艳，稀有珍贵，被人们称之为"真菌之花""菌中皇后"。竹荪营养丰富、香味浓郁、滋味鲜美，自古就被列为"草八珍"之一。竹荪是我国高档出口的土特产品，有人曾比喻用一两黄金换一斤竹荪。

每100克竹荪中含蛋白质20克、脂肪2.6克。现代研究发现，竹荪能减少腹壁脂肪和体内脂肪的贮积、扩张血管、降脂，还具有镇痛、补气、降低血压和抗癌等作用，高血压、高胆固醇血症患者食用有一定的疗效。

中医认为，竹荪具有滋补强壮、益气补脑、宁神健体等功效。

应用举例　竹荪与蘑菇共煮汤是理想的健身抗衰老的菜肴，可以作为高血压、冠心病、动脉硬化症、癌症以及体虚患者的营养保健菜肴。

温馨提示　脾胃虚弱者不可服用。

32. 空心菜

作用概说　空心菜又叫"蕹菜""竹叶菜"或"通心菜"，是旋覆花科一年生草本植物的茎叶，茎空心，蔓生。其历史悠久，200多年前已名扬海外。空心菜以鲜、脆、嫩著称，空心菜汤清淡可口，被誉为"青龙过海"，是人们最喜爱的素食汤菜之一。一位诗人在品尝空心菜后，曾留下"席间一试青龙味，半夜醒来嘴犹香"的诗句。

空心菜的水浸出液能降低胆固醇、甘油三酯，具有降脂减肥的功效。空心菜含有蛋白质、脂肪、糖、钙、磷、铁以及大量的维生素C、维生素B_2、纤维素、胡萝卜素等。

中医认为，空心菜味甘，性微寒，具有防癌、降脂活血、清热凉血、利小便、解毒

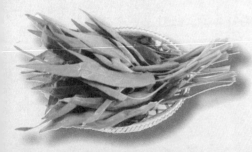

等功效。

应用举例

（1）新鲜空心菜常法炒食，尤其适宜于高血压头痛者，因为空心菜中含丰富的钙质，对维持血管的正常渗透压有利。

（2）空心菜与牛肉、虾酱同炒，适用于高血压、冠心病、高脂血症患者食用。

温馨提示　本品性微寒，脾胃虚寒、大便稀溏者宜少食。

33. 绿豆芽

作用概说　绿豆经水浸泡发出嫩芽，称之为绿豆芽，其色泽洁白如玉，堪称"蔬中佳品"。据说孔府中有两道名菜，名为"金钩挂银芽"和"油泼豆莛"。"金钩挂银芽"就是虾仁炒绿豆芽。当年乾隆皇帝对"油泼豆莛"的评价是高于山珍美味。其实，这道菜就是素炒绿豆芽稍作改进而成。绿豆发芽容易，烹调简便，且吃法甚多，可谓物美价廉。

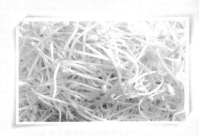

绿豆芽含有蛋白质、脂肪、碳水化合物、钙、磷、铁及丰富的维生素C、B族维生素等。维生素C可增强毛细血管的致密性，减低其脆性，有预防中风的作用。绿豆芽中的谷固醇能抑制小肠吸收脂肪的成分，对老年人以及高血压、高血脂患者十分有益。

中医认为，绿豆芽味甘，性凉，无毒，能清暑热、调五脏、通经脉、解诸毒、利尿除湿，可用于饮酒过度、湿热郁滞、食少体倦。

绿豆芽脱下的豆皮名为绿豆衣，有清热解毒、明目退翳之功。临床上可用绿豆衣煎汤治疗痈肿、疔疮、烫伤等外伤感染。用干绿豆皮做枕芯，佐以干菊花为"絮"，有降压、明目之效。

应用举例

（1）高血压和冠心病患者，夏季可常食素炒绿豆芽。

（2）绿豆芽炒兔肉具有补中益气、清热解毒的功效，适用于高血压病、冠心病、动脉粥样硬化症患者。

温馨提示 脾胃虚寒、腹泻腹痛者宜少食。烹食绿豆芽时最好加点醋，这样可使蛋白质尽快凝固，既可保持豆芽体坚挺美观，又可保存营养；同时应热锅快炒，以免使维生素C过多破坏。

34. 槐花

作用概说 我国不少地区有蒸食槐花的习惯，其实槐花不但可以食用，也是一味良药。槐花为豆科植物槐的干燥花及花蕾，夏季花开放或花蕾形成时采收，及时干燥，除去枝、梗及杂质。前者习称"槐花"，后者习称"槐米"。

中西医一致认同，槐花是优质的降压花卉，是防治高血压病的保健妙品。

槐花含芦丁、槲皮素、槐二醇、维生素A等物质。芦丁能改善毛细血管的功能，保持毛细血管正常的抵抗力，防止因毛细血管脆性过大、渗透性过高引起的出血，高血压、糖尿病患者服之可预防出血。槐花还含有芸香苷，以花蕾中居多，开放后则含量较少。芸香苷及其制剂有降压的作用，所含的槲皮素能在短时间内降压。

槐花所含的活性成分（如芸香苷、槲皮素、槲皮苷等）可扩张冠状血管、改善心肌循环，对高血压病合并冠心病心绞痛患者有较好的治疗效果。槐花中的芸香苷及其苷元槲皮素成分，能保持毛细血管正常的抵抗力、减少血管通透性，可使因脆性增加而出血的毛细血管恢复正常的弹性。高血压患者经常服食槐花，有防止脑血管破裂的功效。

中医认为，槐花味苦，性微寒，归肝、大肠经，具有清热凉血、清肝泻火、止血等作用，可用于治疗便血、痔血、血痢、崩漏、吐血、衄血、肝热目赤、头痛眩晕等病证。

应用举例 新鲜山楂30~50克洗净去核捣烂，连同茯苓10克放入沙锅中，煮沸10分钟左右滤去渣，再用此汁泡槐花6克，加糖少许，频频温服。此茶酸甜可口，开胃助消化，可降低血中胆固醇、舒张血管、预防中风，适合于高脂血症、冠心病、动脉硬化等患者饮用。胃酸较多、平素脾胃虚弱者应慎用。

温馨提示 由于槐花性偏凉，凡脾胃虚寒者慎服，治疗中若需应用，以槐花茶为例，不宜凉饮或冷饮而宜温服。

附：

茶叶

作用概说 茶叶又名"苦茶""茗""腊茶""芽茶""茶芽""酪奴""细茶"，为山茶科植物茶的芽叶。茶叶是日常饮料，现已成为世界上三大主要饮料之一。多饮茶能令人清瘦轻健，有消脂减肥的效果，已被生活富裕地区的居民奉为上等饮料，英国人视茶为"康乐饮料之王""人类的救世主"，日本人把茶称为"仙草灵丹"。

日本医药界认为，中国乌龙茶有消减肥胖和防止高血压、冠心病、动脉硬化的功能。茶除了有消脂减肥、美容健美健身作用外，还有抗菌、解毒、抗御原子能辐射、增强微血管的弹性、预防心血管病、兴奋神经系统、加强肌肉收缩力等功效，有助于消除疲劳和增强胃肠消化力和心肺功能。茶能降低血中胆固醇，常饮茶能帮助降低血压，对高血压患者尤为适宜。茶富含类黄酮（维生素P），能溶解血液中容易堵塞血管的某些化合物，从而有效减低人们患心肌梗死的危险。类黄酮又是天然抗氧化剂，通过抑制低密度脂蛋白氧化，发挥抗动脉硬化和冠心病的作用。

茶叶含嘌呤类生物碱（以咖啡碱为主）、微量可可豆碱、茶碱和黄嘌呤，尚含鞣质、挥发油（绿茶主要成分是β，γ-庚烯醇；红茶主要成分是α-紫罗兰酮及β-紫罗兰酮和它们的衍生物）、三萜皂贰及苷元、维生素C、胡萝卜素、二氢麦角甾醇。

中医认为，茶叶味苦、甘，性凉，无毒，入心、肺、胃经，具有清头目、除烦渴、化痰、消食、利尿、解毒等作用，主治头痛、目昏、多睡、思维不清、心烦口渴、食积痰滞、痢疾、小便不利等。

应用举例

（1）菊槐绿茶饮：菊花、槐花、绿茶各3克，用开水冲泡饮用，每天数次，可治高血压。

（2）菊花龙井茶：菊花10克，龙井茶3克，用开水冲泡饮用，有疏风热、清头目的功效，适用于高血压、肝火头痛、眼结膜炎等病证。

（3）将茶叶冲泡后滤汁与粳米一同煮饭，具有防治心血管病、胃肠道传染病及减肥美肤等功效。

温馨提示 失眠及胃溃疡者忌用。

橘子、猕猴桃……琳琅满目的水果，核桃、松子……各种各样的坚果，营养丰富，作用广泛，既是养生保健的佳品，又是治病疗疾的良药，应用得当，还能成为养心保心的"武器"。因此，在考虑心脏病食疗时，千万不要忽视——

水果坚果——五果为助

1. 山楂

作用概说　山楂又叫"胭脂果""山里红"，为蔷薇科多年生小乔木或灌木植物山楂或野山楂的成熟果实。

现代药理学研究证明，山楂中含有的三萜类和黄酮类成分，具有加强和调节心肌，增大心室、心房运动振幅和冠状血管血流量，防止由于电解质不均衡而引起的心律失常，以及降低胆固醇、降压、利尿和镇静等作用，是防治心、脑血管疾病的良药。山楂含有的齐墩果酸、乌素酸、山楂素、三萜烯酸类物质，有增强冠状血管血液循环的作用。它所含的配糖体还可增强心肌功能，所以冠心病患者多食山楂有益。山楂的许多制剂都具有明显的降脂作用，对降低胆固醇和甘油三酯均有一定效果，是降脂复方中最常用的药物之一。山楂含有解脂酶，可促进脂肪的消化，有助于胆固醇的转化，能软化血管、降低血压。所以，高

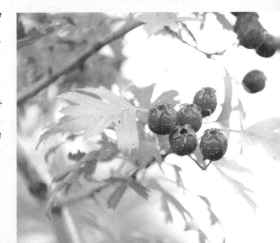

血压和动脉硬化患者应当多选用山楂。

山楂最令人喜爱之处是具有很高的营养和医疗价值。每100克山楂果肉中，含维生素C 89毫克（在水果中其维生素C含量仅次于鲜枣、猕猴桃而居第三位）、钙85毫克（在鲜果中也名列前茅），此外，还含有铁、尼克酸以及蛋白质、脂肪、碳水化合物等营养素。

山楂不仅酸甜味美，能促进消化液的分泌、增进食欲、帮助消化，还有多种医疗价值。中医认为，山楂味酸、甘，性温，有散瘀、消积、化痰、解毒、活血、提神、清胃、醒脑等功效。

应用举例

（1）山楂饮：鲜山楂10枚，捣碎加糖30克，水煎服；或山楂花3~10克（山楂树叶亦可），水煎代茶饮用。药理实验证明，山楂花、叶具有降低血管运动中枢兴奋的作用。另据《新中医》杂志报道，将山楂干品加适量糖，用蒸三夹层锅加热水提炼成糖浆，每天服3次，每次20毫升，饭后长期饮服，有明显的降压效果，可用于治疗高血压。

（2）双叶煎：山楂叶、毛冬青叶适量，水煎，常服有降胆固醇和降脂作用，可用于治疗冠心病、高脂血症。

温馨提示 由于山楂中含有大量的酸性物质，有的老年人过多食用之后会引起泛酸等胃部不适；山楂可以明显增进食欲，肥胖或胃酸过多的老年人不宜多吃山楂。

2. 猕猴桃

作用概说 猕猴桃原产于我国，距今约2800年的《诗经·桧风》就记述了河南密县一带的猕猴桃，当时人们把它称为"苌楚"。在《尔雅·

释草》中也有苌楚的记载，东晋著名学者郭璞把它注作"羊桃"。现在湖北和川东一些地方的百姓仍管它叫羊桃。猕猴桃这个名称出现得比较晚，这一名称的出现，可能如《本草衍义》记载的那样，与其常被猴子所食有关。名医李时珍

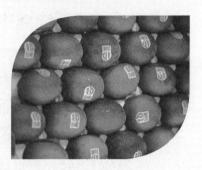

称："其形如梨，其色如桃，而猕猴喜食，故有诸名。"猕猴桃果肉绿似翡翠，果实肉肥汁多，其味清香酸甜。许多学者都认为，猕猴桃是一种长寿果品，并有抗肿瘤、延缓衰老的作用。

药理研究表明，猕猴桃鲜果及果汁制品，不但能补充人体营养，而且可防止致癌物亚硝胺在人体内生成，具有预防胃癌的功效。同时，猕猴桃还具有药用价值，可降低血胆固醇及甘油三酯水平，对消化道癌症、高血压等心血管疾病具有显著的预防和辅助治疗作用。

猕猴桃含有极高的营养价值。它含有丰富的钙、磷、铁、镁、钠、钾及硫等元素和多种维生素以及蛋白质、脂肪、碳水化合物，还含有胡萝卜素。每100克鲜果肉中含维生素C 100~420毫克，有的品种甚至可高达960毫克，比柑橘类高51倍，是蜜桃的70倍、鸭梨的100倍、苹果的200倍。

中医认为，猕猴桃味甘酸，性寒，具有润中理气、生津润燥、解热止渴、利尿通淋等作用，适用于消化不良、食欲不振、呕吐及维生素缺乏等病证。近代医学研究表明，常服猕猴桃果和汁液，有降低胆固醇及甘油三酯的作用，亦可抑制致癌物质亚硝酸的产生，对高血压、高血脂、肝炎、冠心病、尿道结石有预防和辅助治疗作用。

应用举例

（1）鲜果生食：取新鲜猕猴桃洗净去皮，每天生食50克左右，具有清

热除烦止渴的功效，适用于内热口干、心烦及神疲乏力、泄泻等病证。经常食用猕猴桃还可防治癌症、高血压、心血管疾病等。

（2）猕猴桃汁：取鲜猕猴桃200克，洗净去皮、切碎绞汁，每天早晚各服1次，功效清热利尿通淋。适用于小便短赤、淋沥或不通、内热口渴、关节疼痛等病证，亦可用于治疗冠心病、高血压、动脉硬化。

温馨提示　猕猴桃性寒，易伤脾阳而引起腹泻，故不宜多食。脾胃虚寒者应慎食，大便溏泻者不宜食用，先兆流产、月经过多和尿频者忌食。

3. 苹果

作用概说　苹果有400多个品种，常见的品种有几十个。欧洲人说，一天一个苹果，医生没事做。美国的科学家曾经教导女人，如果想留住青春，那么就让苹果成为你生活中的朋友。

苹果有三种最基本的功效——预防高血压、整肠和美白肌肤。现代医学研究结果证明，苹果能防止血中胆固醇的增高、减少血液中的含糖量，可用于治疗高血压、动脉粥样硬化症。苹果含有丰富的钾，可保护心肌，能排出人体内多余的钠离子，从而可以调节引起高血压的钠离子的摄取量，由此预防高血压的发生。

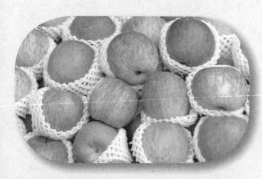

苹果含有多种维生素、糖类。每100克鲜果中含蛋白质0.3克、脂肪0.1克、碳水化合物12克、钙2毫克、磷6毫克、铁1毫克、硫胺素0.01毫克、核黄素0.01毫克、尼克酸0.1毫克、抗坏血酸2毫克，有些品种还含有

少量胡萝卜素。此外，苹果还含有大量苹果酸、柠檬酸、酒石酸、鞣酸等有机酸以及果胶、纤维素等。

苹果历来被很多爱美人士奉为"美容圣品"，对近年出现的许多苹果减肥餐、苹果美容餐，甚至苹果断食法等的功效如何或会不会对健康有害我们无法判断，但是常常吃苹果确是防癌、保护血管的好方法。美国加州大学戴维斯分校的研究人员发现，苹果中除了果胶纤维和维生素这些传统的营养物质之外，还含有大量的抗氧化物，这些抗氧化物可能多达数百种。实验显示，苹果有很强的抗氧化能力。不管是100%的果汁或是整个苹果，都具有这种抗氧化力，为其延缓衰老、美容，预防中风、心脏病，对抗早期癌症提供了科学依据。

应用举例

（1）**活力苹果醋**：将苹果等水果切成适当大小，将有盖子可装3公斤以上的广口瓶用煮沸的方式消毒后将切好的水果和醋、冰糖一起放入瓶中，浸泡1个星期左右。取出果实以汁为原汁，用碳酸水或冷开水、牛奶等稀释4~5倍后饮用。苹果醋营养丰富，含有果胶、维生素、矿物质（磷和钾）及酵素。苹果醋的酸性成分具杀菌功效，能清洗消化道，有助于排除关节、血管及器官的毒素；果胶能帮助排泄；磷能遏止致腐细菌生长；钾能滋润细胞及平衡钠含量。经常服用苹果醋可以调节血压、通血管、降胆固醇，有助于治疗关节炎、痛风，控制及调节体重健美体态，强健肾脏，帮助食物的消化和吸收，减轻喉部疼痛，预防伤风感冒。

（2）**鲜果生食**：冠心病患者宜长年不间断地食用苹果（每天至少吃1~2个），持之以恒，必有效益。

温馨提示　值得注意的是，一般市面上的苹果汁都通过添加糖来增加风味，所以不能不注意此类苹果汁可能会有高热量的问题。吃整个的苹果就不会有这种困扰，而且含纤维较多，有增进消化、促进排便的功效。

4. 桃子

作用概说 桃子又名"桃实"，为蔷薇科植物山桃的成熟果实。桃子中所含的苹果酸和柠檬酸可以帮助脂肪消化预防高血脂、增强动脉壁的弹性防止动脉硬化的发生。桃子中的胡萝卜素有防止动脉硬化、减少心脏病的作用。

桃子的果实可食部分每100克含蛋白质0.8克、脂肪0.1克、碳水化合物7克、钙8毫克、磷20毫克、铁1.0毫克、胡萝卜素0.01毫克、硫胺素0.01毫克、核黄素0.02毫克、尼克酸0.7毫克、抗坏血酸6毫克，尚含挥发油、苹果酸、柠檬酸等有机酸。糖份中有葡萄糖、果糖、蔗糖、木糖等。

中医认为，桃子味甘、酸，性温，入肠、胃经，可鲜食、作脯食或煎汁饮汤食肉。据《滇南本草》记载，桃子能"通月经、润大肠、消心下积"，《随息居饮食谱》记载，桃子还能"补心活血、生津涤热"。

应用举例

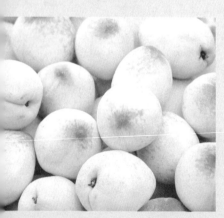

鲜果生食： 每天吃鲜桃1~2个，早晚各1次，用于高血压伴有头痛者。

温馨提示 桃虽好吃，但不可多吃。李时珍认为，桃子味"辛、酸、甘、热、微毒，多食令人有热"，如果"生桃多食，令人膨胀及生痈疖，有损无益"。

附：

桃仁

作用概说 桃仁为蔷薇科植物桃子的核，其味苦、甘，性平，入心、肝、大肠经，有活血祛瘀、润燥滑肠、润大便、破蓄血、杀三虫、辟瘴疠等作用，可治高血压、慢性肠炎、子宫血肿、经闭、癥瘕、热病蓄血、风痹、疟疾、跌打损伤、瘀血肿痛、血燥便秘等病证。

桃仁含有苦杏仁苷、苦杏仁酶、脂肪油、乳酸酶等。苦杏仁苷有止咳平喘作用，但过量易在体内产生有剧毒的氢氰酸和抑制蛋白酶的消化功能的苯甲醛。药理实验表明，桃仁的醇提取物有抗血凝作用和较弱的溶血作用，能抑制呼吸中枢而有止咳及短暂的降血压作用，因而能辅助治疗高血压、心脏病。

桃仁作为治疗产后血瘀、血闭之要药，苦可以泻瘀血，甘可以生新血，妇女月经不调、闭经、腹痛及跌打损伤造成的瘀血都离不开它。近年研制的桃仁四妙丸对脉管炎疗效较好，但孕妇忌用。桃仁富含脂肪可治便秘，还可用于治疗高血压。

应用举例

（1）桃仁决明煎：桃仁、决明子各10~12克，加水煎服。对高血压、头痛有较好疗效。

（2）桃仁决明蜜茶：桃仁10克，决明子12克，水煎取汁加蜂蜜，制成桃仁决明蜜茶，能活血降压、清肝益肾，适用于高血压、脑血栓形成有热象者服用。

（3）桃仁山楂露：桃仁100克，鲜山楂1 000克，蜂蜜250克，熬煎成桃仁山楂露，每天2次、每次1匙，可活血化滞、健胃消食，降血压、血脂和胆固醇，扩张血管，营养心肌。心血管疾病患者长期服用桃仁山楂露甚为相宜，还能预防癌症。

温馨提示　桃仁和杏仁一样有小毒，不可多吃。

5. 香蕉

作用概说　香蕉是常见的水果，又称"甘蕉""蕉子""蕉果"，是我国南方四大果品之一，气味清香，生熟皆可食用。香蕉几乎含有所有的维生素和矿物质，因此从香蕉中可以很容易地摄取各种营养素。多吃香蕉，不仅可以防止血压上升、肌肉痉挛，还可以达到消除疲劳、清热生津、润肠和减肥等功效。另外，最近的研究表明，香蕉还具有提高免疫力、预防癌症的效果。

儿童血压偏高与饮食有关，因此食疗是治疗儿童高血压的基本疗法。饮食中食盐的摄取量过多又是高血压发生的重要因素之一，因此限制食盐是改善血压的重要环节。但是过度限制食盐必然影响食欲，常难以坚持。目前也有人主张对食盐限制不必太严，只要注意多补充钾盐，即可促进钠从尿中排出，这样高血压即可得到改善。钾的补充主要依赖于水果和蔬菜，每人每天需钾量正好相当于一个中等大的香蕉所含钾量，因此每天能吃2个香蕉，儿童的高血压即可得到改善。当然每天吃2个香蕉不一定能长期坚持，不妨以香蕉为主与其他水果搭配摄食，如红枣、黑枣、莲子、柿饼等。

香蕉含丰富的碳水化合物，是钾和维生素A的上等来源。每100克香蕉含水分77克、蛋白质1.2克、脂肪0.6克、碳水化合物19.5克、粗纤维0.9毫克、钙9毫克、磷9毫克、铁0.6毫克、胡萝卜素0.25毫克、维生素$B_1$0.02毫克、维生素B$_2$0.05毫克、尼克酸0.7毫克。香蕉是高钾低钠的水果，每100克的钾含量达472毫克，是水果中含钾量最高的。它含钠量很低，没有胆固醇，却含有较多的天然糖，所以吃香蕉不会发胖。香蕉还含有多种维生素，常食能有效防治血管硬化、降低血中的胆固醇和治疗高血压。

中医认为，香蕉味甘，性寒，有清热润肠、润肺、解酒、利尿、通便、降压等功效，故适宜高血压患者经常食用。

应用举例

（1）每天食香蕉3~5只，也可用新鲜香蕉皮30~60克洗净后煎水代茶，高血压、动脉硬化、冠心病患者常食有效。

（2）香蕉1只，蘸半生的黑芝麻嚼食，每天分3次吃完，用于治疗高血压。

温馨提示　脾胃虚寒者不可多食。

6. 西瓜

作用概说　西瓜又称"寒瓜""水瓜""夏瓜"，原产南非，是一种栽培历史悠久的作物。

据分析500克西瓜果肉所含的蛋白质和糖，相当于56克小麦产生的热量（约83.7千焦），能够为人体正常的生理活动提供能量。西瓜的瓤约占果体部分的75％，是水分和糖分最集中的地方，是西瓜的主要食用部分。西瓜的瓜肉（中皮）含糖量少、味淡、纤维粗硬，可煮食、也可糖渍作零食。瓜子（种子）约占体重的1％，可以炒食，或作糕点的辅助材料。瓜果肉中所含的维生素、各种糖、矿物质和有机酸，是人体构成骨骼、血液不可缺少的成分。研究表明，西瓜还具有调整体力、提高耐力的作用。另

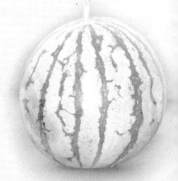

外，西瓜能利尿、降压。

用瓜皮晒制的"西瓜翠衣"对水肿、烫伤等热性病证有疗效。瓜汁、瓜皮入药，能清热解暑、解酒、利尿、止渴、除烦，对治疗高血压及肾病等均有功效。

应用举例

（1）翠衣决明茶：干西瓜皮、草决明各12克，水煎当茶饮，对高血压患者有帮助。

（2）西瓜子仁15克，煎汤代茶频饮，可治疗高血压。

（3）西瓜果肉生食或榨汁饮用，每次可酌用半个或1个（1000克左右）西瓜，用于治疗高血压。

温馨提示　本品甘寒，不宜多食，否则会引起消化不良或腹泻。

7. 柿子

作用概说　柿子种类繁多，有"红柿""黄柿""青柿"之分，就其形状而言，有"圆柿""方柿""扁柿"之分。北方盛产。

据实验资料证实，柿液汁所含单宁成分及柿叶中提取的黄酮苷能降低血压，并能增加冠状动脉的血流量从而有利于心肌的正常活动。最新医药研究表明，柿子是一种能预防心脏病的水果。专家认为，柿子含有大量的矿物质和石炭酸成分，这些都是预防动脉硬化的要素。

每100克柿子中含蛋白质0.7克、脂肪0.1克、碳水化合物10.8克、钙10毫克、磷19毫克、铁0.2毫克、胡萝卜素0.15毫克、硫胺素0.01毫克、尼克酸0.3毫克、抗坏血酸11毫克。碳水化合物主要是蔗糖、葡萄糖和果糖。此外，柿子还含有果胶、单宁等。涩柿子的涩味与其中的单宁含量成正比。

中医认为，柿子味甘、涩，性寒，有清热去烦、止渴生津、健脾等功能。

应用举例

（1）对于高血压和冠心病患者，可以取野生柿榨汁后，以牛奶或米汤调服，可酌加适量冰糖，每服半茶杯，可作防治中风急用之品。平时可取柿饼加适量水煮烂，当点心吃，每天2次，每次50~80克，常食有效。

（2）用柿叶泡开水当茶饮，能促进机体新陈代谢、稳定和降低血压、增加冠状动脉血流量，对高血压和冠心病患者也有好处。

温馨提示　值得注意的是，柿子尤其是未成熟的柿子一次不可多食，否则易发生"胃柿石病"。即食入的柿子在胃内凝聚成块，小者如杏核，大者如拳头，并且越积越大，以致无法排出。患者表现为剧烈腹痛、恶心呕吐、厌食，严重者可引起呕血，并可诱发胃溃疡。这是由于柿子中的柿胶遇胃酸凝固沉淀所致。为避免柿石形成，除一次不可多食外，还应防止空腹食用，不吃生柿和柿皮。消化不良或多痰者、糖尿病患者、缺铁性贫血患者和产妇慎食或忌食柿子。

8. 枣

作用概说　中国是大枣的故乡，3 000多年前，我们的祖先就已经种植枣树了。枣有很高的药用价值。《尔雅》即有"枣为脾之果"之说。我国古代医学家张仲景在《伤寒杂病论》中，用大枣的方剂达58首之多。李时珍的《本草纲目》中则说："枣肉味甘，无毒，主治心腹邪气、安中、养脾气、平胃气，润心肺、补五脏、治虚损、除烦闷……"现代中医药研

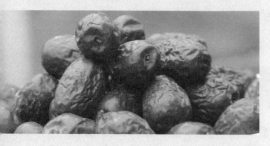

究认定，大、小枣均有健脾功能，但大枣功在降浊，小枣功在扶本，故大枣用在于治而入药，小枣用在于养而不入药。药理研究显示，大枣有保护肝脏、降低血脂等作用。国际医药学界认为，金丝小枣可用于清血液、降血脂、调血压、缓和动脉硬化，对贫血、肺虚咳嗽、神经衰弱、失眠、高血压和过敏性紫癜等均有疗效，是被国内外医药界肯定和推崇的营养滋补剂。

枣含有丰富的营养物质和多种微量元素，具有独特的营养和药用价值。以沧州金丝小枣为例，每100克含糖76~88克、酸0.2~1.6克、维生素C 397毫克。鲜枣含水量较低，干物质较高，出干率为69%~71%。另外，枣含有的维生素C比苹果、梨、葡萄、桃、山楂、柑、桔、橙、柠檬等水果均高，还含有维生素P、维生素A、B族维生素和黄酮类物质环磷酸腺苷（cAMP）、环磷酸鸟苷（cGMP）等，十分有益于人体健康。因此，枣又有"天然维生素"的美誉。枣含有丰富的钾，可保护心肌，还有降压和降低胆固醇的作用。

应用举例

（1）每天取10~12枚红枣煮食，可用于治疗心脑血管病。

（2）大枣烧焦后加蜂蜜煮食，吃枣喝汤，每天2~3次，用于防治冠心病。

（3）红枣和芹菜同煎代茶频饮，用于防治心脑血管病。

温馨提示 大枣虽然味甘、无毒，但性偏湿热，故不能多食，尤其内有湿热者，多食会出现寒热口渴、胃胀等不良反应。在日常生活中，享受大枣的美味时，还要注意以下几点。①大枣不要与胡萝卜或黄瓜一起吃，胡萝卜含有抗坏血酸酶，黄瓜中含有维生素分解酶，两种成分都能够破坏大枣中的维生素C。②服用退热药时禁忌吃枣。因为服用退热药的同时食用含糖量高的食物容易形成不溶性的复合体，减少初期的药物吸收速度。③服苦味健胃药及祛风健胃药时不应食用。苦味及祛风健胃药是靠药物的苦味、怪味刺激味觉器官，反射性地提高食物对中枢神经的兴奋性以帮助消化，增进食欲。若此时服用大枣，会影响疗效。④龋齿疼痛、下腹胀满、大便秘结者也不宜食用大枣。

9. 龙眼肉

作用概说　　龙眼肉为无患子科植物龙眼的假种皮，又称"益智""桂圆肉"等，主产于我国的广东、广西、福建和台湾等地，其质柔润、气微香、味甜。

龙眼肉含有大量的葡萄糖和蔗糖，还有维生素A和B族维生素，可作为滋养强壮剂，对健忘、心律异常、失眠以及神经衰弱症皆有疗效。另外，桂圆肉中含糖较多，主要为易消化吸收的单糖。桂圆中含铁较高，维生素B_2也很丰富，可以减轻宫缩及下垂感，由此起到保胎的作用。

中医认为，龙眼肉味甘，性温，入心、脾经，为治心、脾之要药，具有益心脾、补气血、安神、健脾止泻、利尿消肿等功效。龙眼肉既能滋生心血，又能保护心气；既能滋补脾血，又能强壮脾胃。对于思虑过度、心脾两伤的病者，或脾虚血少、消化失灵、常常泄泻者，或因脾虚、常常大小便下血者，龙眼肉皆有疗效。因为龙眼肉味甘，最能培补脾土，且能有益肺气，故又可用以调理肺虚劳嗽、痰中带血的疾患。

应用举例

（1）治思虑过度、劳伤心脾、虚烦不眠：龙眼肉干15克，粳米60克，莲子10克，芡实15克，加水煮粥，食前加白糖少许。

（2）治贫血、神经衰弱、心悸怔忡、自汗盗汗：龙眼肉4~6枚，莲子、芡实适量，加水炖汤，于睡前服。据临床报道，对神经性心悸有一定疗效，用量每次30~60克。注意：内有痰火及湿滞停饮者忌服。

（3）用桂圆肉泡茶常饮，或煮桂圆粥食用，有益心脾、补气血、安心神的功效，尤其适宜心血不足型心悸之人。

（4）龙眼肉经过蒸制可以消除其"燥火"，食后不会有燥热现象，适用于体弱心悸、怔忡者。

温馨提示 用于调理慢性疾患时要将龙眼肉加工蒸制过才能用，否则可能引起哮喘。龙眼也不能吃得太多，因为它含有丰富的糖分，其中的果糖和黏腻的胶质很多，多食可导致胃肠胀滞。

10. 葡萄

作用概说 葡萄又称"蒲桃""草龙珠""山葫芦"。成熟的新鲜葡萄或葡萄干含钾盐较多而含钠量较低，对高血压之人颇为适宜。

葡萄汁能预防心脏病，果汁颜色越深，含可预防动脉阻塞的类黄酮成分越多。高血压患者用葡萄汁代替开水送服降压药后，血液中药物含量比用开水服药时明显增加。

中医认为，葡萄味酸、甘，性平，具有补气血、生津液、健脾开胃、强壮筋骨、利水消肿等功效，适宜于肾炎、高血压、水肿患者食用。《神农本草经》中载其能"益气倍力，强志，令人肥健耐饥，久食轻身不老延年"。《随息居饮食谱》认为葡萄可"补气，滋肾液，益肝阴，御风寒，强筋骨，通淋逐水，止渴，安胎"。《百草镜》也认为葡萄可"治筋骨湿痛，利水甚捷，除遍身浮肿"。

应用举例　葡萄汁、芹菜汁各15毫升，混合后饮用，每天2次，可用于治疗高血压、防止动脉栓塞。

温馨提示　患有糖尿病的人忌食，肥胖之人也不宜多食。唐代孟诜认为"葡萄不堪多食，令人卒烦闷眼暗"。《医林纂要》说葡萄"多食生内热"。《本经逢原》也有葡萄"食多令人泄泻"的记载。

11. 柚子

作用概说　柚子是芸香科植物柚的果实，又名"文旦""油田柚"。秋食柚子正当时，在众多的秋令水果中，柚子可算是个头最大的了，一般都在1公斤以上，它在每年的农历八月十五左右成熟。柚子皮厚耐藏，故有"天然水果罐头"之称；其外形浑圆象征团圆之意，所以也是中秋节的应景水果。

现代医学研究发现，柚肉中含有非常丰富的维生素C以及类胰岛素等成分，故有降血糖、降血脂、减肥、美肤养容等功效。此外，由于柚子含有生理活性物质皮苷，可降低血液黏滞度、减少血栓形成，故对脑血管疾病，如脑血栓、中风等也有较好的预防作用。鲜柚肉由于含有类似胰岛素的成分，更是糖尿病患者的理想食品。

　　大家知道，体内胆固醇过高可使人患心脏病的几率增加60％。如果体内已制造出足够的胆固醇，人就不再需要从食物中摄取，胆固醇过高可使动脉变窄，因而降低心脏、大脑、肾脏及其他主要器官的血液、氧气以及营养物质的供应总量，这就对心脏病及中风的发作构成可能。柚子通过降低人体胆固醇可以预防心脏病发作，这是科学家们的一项新发现。研究表明，柚子的果胶不仅可以降低低密度脂蛋白的水平，而且还能减少动脉壁的损坏程度。这一成果是美国科学家在对猪的长期实验研究中发现的，其后在人体实验中得到了同样的结论。研究者们宣称，8只柚子中的果胶足以干扰小肠对低密度脂蛋白胆固醇的吸收。这种果胶是一种黏性物质，与大豆蛋白粉混合后易为肠道利用，从而进一步增加其功效。柚子还含有黄酮类（橙皮苷等）成分，适合心血管疾病特别是冠心病患者食用，能抑制血小板的凝聚、增进血液浮悬的稳定性及加快血流等。同时柚子亦可作为糖尿病患者的保健食品。

　　柚子营养价值很高，是维生素C的优质来源。每100克柚子含水分84克、蛋白质0.7克、脂肪0.6克、碳水化合物12.2克、粗纤维0.8克、钙41毫克、磷43毫克、铁0.9毫克、胡萝卜素0.12毫克、维生素B_1 0.07毫克、维生素B_2 0.02毫克、尼克酸0.5毫克、维生素C 41毫克，可供热量57千卡。

　　中医认为，柚子味甘、酸，性微寒，具有理气化痰、润肺清肠、补血健脾、健胃化食、轻身悦色等功效，对食少、口淡、消化不良等病证，能起到帮助消化、除痰止渴、理气散结的作用。高血压、咳嗽、哮喘、痰多等病证患者，可多食柚子。

应用举例　生食。

温馨提示　脾虚泄泻的人吃了柚子会引起腹泻，因为他们对食物营养的吸收和转化能力较弱，粗纤维含量丰富的柚子可能未被消化完毕就被排出体外。另外，柚子不能与药品同用。

12. 桑椹

作用概说　桑椹为桑科落叶乔木桑树的成熟果实，桑椹又叫"桑果"，农人喜欢摘其成熟的鲜果食用，味甜汁多，是人们常食的水果之一。桑椹有紫、红、青等品种，以紫色成熟者为佳，红者次之。成熟的桑椹质油润，酸甜适口，以个大、肉厚、色紫红、糖分足者为佳。

现代研究认为，桑椹具有调整机体免疫功能、促进造血细胞生长、降血脂、护肝等多种作用。桑椹油的主要成分为亚油酸，是不饱和脂肪酸，有降低胆固醇吸收、防止动脉粥样硬化的作用。

营养学研究证实，桑椹果实中含有丰富的葡萄糖、蔗糖、果糖、蛋白质、脂类、醇类、挥发油、芦丁、胡萝卜素、维生素A、维生素B_1、维生素B_2、维生素P及维生素C、苹果酸、琥珀酸、酒石酸及矿物质钙、磷、铁、铜、锌等。

桑椹不仅营养丰富，味美可口，它还是一味良药。中医认为，桑椹味甘、酸，性微寒，入心、肝、肾经，为滋补强壮、养心益智之佳果，具有补血滋阴、生津止渴、润肠燥等功效，主治阴血不足所致的头晕目眩、耳鸣、心悸、烦躁失眠、腰膝酸软、须发早白、消渴口干、大便干结等病证，也适合于动脉硬化患者。

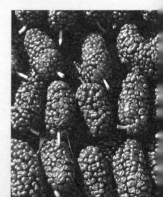

应用举例

桑楂粥：桑椹15克，山楂30克，与30克粳米一齐放入锅内，加适量清水，文火煮成粥，调味食用，可用于治疗冠心病、高血压及预防动脉粥样硬化。

温馨提示 需要注意的是，食用桑椹虽然有诸多的益处，但并非人人皆宜。因桑椹性寒，故凡脾胃虚寒、大便稀者不宜多食。近年来有小儿进食大量桑椹引起出血性肠炎的报道，也有食用桑椹后导致过敏反应的报道。因此，如果食用桑椹后出现腹泻及面目红赤，耳内、鼻腔内、上眼睑内、咽喉部出现肿胀瘙痒等过敏反应时，应及时就医。

13. 栗子

作用概说 栗子又名"板栗""毛栗""风栗""大栗""栗果"，为壳斗科植物栗的种仁。

每100克栗子中含蛋白质5.7克、脂肪2.0克、碳水化合物62克、灰分1.3克、淀粉25克，以及B族维生素和脂肪酶，并含有丰富的镁、钾、磷、铁、钙等。栗子特别适合老年人食用，栗子所含的不饱和脂肪酸和多种维生素能防治高血压病、冠心病、动脉硬化、骨质疏松等疾病。

中医认为，栗子味甘，性温，具有养胃健脾、补肾强筋、活血止血等作用。栗子生食能止血、熟食能补益，适宜老人肾虚者食用，对中老年人腰酸腰痛、腿脚无力、小便频多者尤宜。《本草纲目》有云："有人内寒，暴泄如注，令食煨栗二三十枚顿愈。肾主大便，栗能通肾，于此可验。"

应用举例

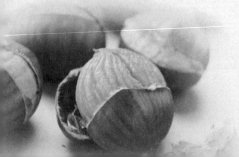

板栗肉与粳米同煮粥，调以白糖，具有养胃健脾、补肾强筋、活血止血等作用，可

用于防治高血压、冠心病、动脉硬化。

温馨提示　栗子虽好但不能多食。栗子难以消化，故一次切忌食之过多，否则会引起胃脘饱胀。糖尿病患者忌食。

14. 金橘

作用概说　金橘又名"罗浮""牛奶金柑""枣橘""卢橘""山橘""给客橙""金蛋"，为芸香科植物金橘或金弹的成熟果实。因其皮黄如金，味酸甘如橘，芳香可爱，故名"金橘"，主要产于浙江、江苏、广东、四川等地。

金橘果营养价值很高，含丰富的糖分，还含有挥发油、金橘苷等活性物质。金橘内含人体所需的多种维生素，特别是维生素C、B族维生素的含量是其他柑橘所不及的。同时，它还含有人体所需的多种氨基酸。一个人每天吃5~6个金橘，就能满足人体多种维生素的需要量。

中医认为，金橘味酸、甘，性温，入肝、肺、脾、胃经，具有理气、解郁、化痰、醒酒等功效，可治胸闷郁结、肝胃不和、食滞胃呆、伤酒口渴等病证。《随息居饮食谱》云，金橘"醒脾、辟秽、化痰、消食"。《中国药用植物图鉴》载金橘"治胸脘痞闷作痛，心悸亢进、食欲不佳、百日咳"。因金橘皮薄，有特殊芳香，可连皮生吃，亦可酒浸、做蜜饯等。《本草纲目》中称金橘具有"和胃通气"的功效。金橘果实含金橘甙及丰富的维生素C（其中80%在于皮中，故食之切勿去皮）、维生素P，对防止血管破裂、减少毛细血管脆性和通透性、减缓血管硬化有良好的作用，高血压、血管硬化及冠心病患者食之非常有益。金橘中的去氧工松柏醇4-B-

葡萄糖苷、柑属苷B、柑属甙C、柑属甙D和6，8-二葡萄糖基芹菜素能降低血压，其中6，8-二葡萄糖基芹菜素的降压作用特别显著。老年人常吃金橘还能治胸闷痰积、食滞胃呆，并能增强毛细血管弹性、防治脑血管疾病。

应用举例

金橘饼：鲜金橘2 500克，洗净后用小刀逐个划破几道口，浸于用食盐106克、明矾50克配制的水溶液中过夜，次日捞出沥干，用水浸泡片刻，挤出核捏扁，再用清水浸泡2次，每次2小时，使盐味尽去。选一合适容器，白糖2 000克，放一层金橘撒一层白糖，用糖量约500克。放置5天后倒入锅中，再加白糖500克，熬煮沸后改用文火，待金橘吸足糖汁便成，装入瓷罐备用。此饼具有理气宽中、消食祛腐等作用，适宜于胸中郁闷、消化不良及口臭等病证，每次取5~6个嚼服有良效。对大便下血者此饼也有辅助治疗作用。

温馨提示　金橘性温，内热亢盛如口舌生疮、大便干结等病证者，不宜食用。

15. 葵花籽

作用概说　如果你因其美味而喜欢食用葵花籽，那么现在更有理由对它钟爱有加。美国最近的一项研究表明，这些不起眼的小葵仁，蕴含着不可忽视的营养成分。营养学研究人员认为，由于葵花籽仁在预防心脏病、癌症等慢性病方面的突出功效，把它与洋葱、大蒜、西兰花并列为"超级食品"毫不为过。

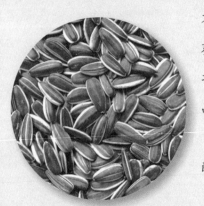

葵花籽仁含有维生素E和酚酸等抗氧化物。酚酸和维生素E之类的抗氧化物，通过对抗自由基而

对人体有益，因为这些自由基会通过破坏细胞并干扰DNA复制，从而导致心脏病、癌症等慢性病的发生。硒是土壤中一种重要的微量矿物质，人体缺硒通常会导致心脏病和癌症。葵花籽可以把土壤中的硒转化成有机硒，从而被人体吸收。研究表明，这种矿物质与维生素E有协同作用。

葵花籽味甘，性平，无毒，有降血脂、扩张血管、降血压、润肺、平肝、驱虫等功效。葵花籽的亚油酸可促进人体细胞的再生和成长、减少胆固醇在血管中沉积，所含的胡萝卜素能防止心血管病。

应用举例

常食用葵花籽油有助于少年儿童的生长发育，并有健脑及降低中老年人血压、血脂等功效，也有助于防治心脑血管疾病和糖尿病。

温馨提示 老人不宜多食葵花籽。

16. 荸荠

作用概说 荸荠又名"红慈姑""乌芋""地栗""马蹄"，为莎草科植物荸荠的球茎。

荸荠含粗蛋白、淀粉、脂肪、钙、磷、铁、维生素C等，还含有一种不耐热的抗菌成分——荸荠英。实验证明，荸荠对金黄色葡萄球菌、大肠杆菌、产气杆菌及绿脓杆菌等均有抑制作用，并具有抗癌、降压作用。

中医认为，荸荠味甘，性寒，具有清热、生津、化痰、消食、开胃、利水、解酒等功效，适宜于原发性高血压病患者食用，如与海蜇皮一同食用更佳。荸荠亦适于全身浮肿、小便不利或小便短少患者服食。《北砚食规》记载："荸荠粉，清心，开醫。"《本草汇编》认为其能"消宿食，饭后宜食之"。

治原发性高血压：荸荠60~120克，海蜇60克，一同煮水，每天分2~3次喝汤吃荸荠。也可用荸荠120克，海带、海藻各60克，煎水喝。

温馨提示 凡属虚寒性体质以及血虚之人忌食荸荠，素有胃寒者亦忌。女子月经期间忌食生冷荸荠，糖尿病患者也不宜多食之。

17. 椰子

作用概说 椰子又名"椰僚""越王头""胥耶""胥余"等，为棕榈科植物椰子的果实。民间相传林邑王与越王有怨，使刺客乘其醉，取其首，悬于树，化为椰子，其核犹有两眼，故俗谓之"越王头"，而其浆犹如酒也。

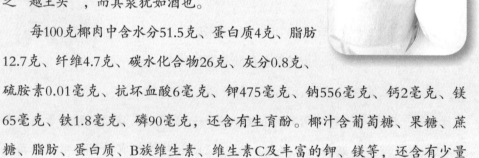

每100克椰肉中含水分51.5克、蛋白质4克、脂肪12.7克、纤维4.7克、碳水化合物26克、灰分0.8克、硫胺素0.01毫克、抗坏血酸6毫克、钾475毫克、钠556毫克、钙2毫克、镁65毫克、铁1.8毫克、磷90毫克，还含有生育酚。椰汁含葡萄糖、果糖、蔗糖、脂肪、蛋白质、B族维生素、维生素C及丰富的钾、镁等，还含有少量的生长激素。

中医认为，椰肉味甘，性平，椰汁性温、味甘，入肺、胃经。椰肉补脾益胃、杀虫清疳，主治绦虫、姜片虫病及小儿疳积、面黄肌瘦、食欲不振等病证；椰汁清暑降温、生津利尿，主治暑热烦渴、吐泻伤津、浮肿尿少等病证，适宜于发热、充血性心力衰竭患者食用。

据国外医药资料报道，鲜椰子汁适量饮用，对充血性心力衰竭的患者有良好效果。

温馨提示　凡大便溏泄者忌食椰肉；椰汁性偏温热，不宜过量饮用。病毒性肝炎、脂肪肝、支气管哮喘、高血压、脑血管意外、胰腺炎、糖尿病等患者忌食椰肉、椰汁。

18. 花生

作用概说　花生又名"长生果""落花生"。因为花生具有较高的营养价值和药用价值，日常生活中人们常把它视为养生保健的佳品。

食用花生可将肝内胆固醇分解为胆汁酸，并使其排泄增强，从而降低血液胆固醇，对防止中老年人动脉硬化和冠心病有一定作用。

花生的营养很丰富，每100克中含蛋白质27.6克、脂肪41.2克、碳水化合物23克、钙71毫克、磷399毫克、铁2毫克、胡萝卜0.1毫克、硫胺素0.21毫克、核黄素0.14毫克、烟酸13.1毫克。脂肪中含多种脂肪酸，其中以不饱和脂肪酸含量较多，如亚油酸含量可达37.6%，容易被人体消化吸收。此外，它还含有丰富的维生素E、泛酸、生物素、胆碱、嘌呤、甜菜碱等物质。

中医认为，花生味甘，性平，有润肺、和胃、补气、健身、益寿等功效。

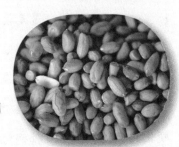

（1）用醋浸泡花生仁7天以上，每晚食用

7~10粒，连续7天为1个周期，可使一般高血压患者血压下降或接近正常。

（2）花生壳洗净泡水代茶饮，对于血压和血脂不正常者有一定疗效。

温馨提示 高脂血症患者、胆囊切除者、脾弱便溏者、肥胖者不宜食用花生。受潮霉变的花生因含毒素故不宜食用。花生虽然有很多保健作用，但适宜常食，不宜多食。

19. 莲子

作用概说 赏荷池是盛夏的一大快事。荷花自古就有"出淤泥而不染"的"佛花"美誉。诗人朱自清的《荷塘月色》把荷花比作"碧天中的星星""刚出浴的美人"，更为人们描绘了荷塘清丽柔美的意境。荷花又

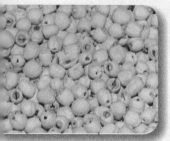

称"莲花""芙蓉"等，为多年生的水生草本植物。原产印度，我国栽培已有3 000年的历史了，南方较多。莲花全身是宝，医食兼优。莲子为睡莲科植物莲的干燥成熟种子，又名"水仙丹"。经霜老熟或收集坠入水中、沉入河泥的带有灰黑色果壳的种子，称"石莲子"。未去种皮者称"红莲"，鲜时揉去种皮者称"白莲子"。有诗云："莲子椭圆种皮红，顶端突起绿色心，甘淡微涩益脾肾，固精止泻养心神。"

莲子含有淀粉、莲子油、蛋白质、脂肪和多种氨基酸以及钼、锰、钛、钙、磷、铁等微量元素。

中医认为，莲子味甘、涩，性平，入脾、肾、心经，有补脾止泻、止带、益肾固精、养心安神等作用，用于治疗脾虚泄泻、食欲不振、肾虚遗精、遗尿、尿频、妇女体虚带下、心悸、虚烦不眠等病证，也适合于动脉硬化患者、风湿性心脏病患者。

莲子自古以来就被认为是食疗、食补之上品。莲子粟米薏苡粥经常服用，有降低血压的作用。

温馨提示 平素大便干结难解，或腹部胀满之人忌食。《本草备要》记载："大便燥者勿服。"《随息居饮食谱》也认为："凡外感前后，疟、疸、疳、痔，气郁痞胀，溺赤便秘，食不运化，及新产后皆忌之。"

20. 莲心

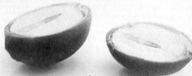

作用概说 莲心是莲的种子中的胚芽，卷曲于莲子空隙中，上端绿色，卷曲，下端黄绿色，味苦。

中医认为，莲心味苦，性寒，可清心、除烦、利尿、降血压，可用于温热病热入心包、神昏谵语之症和高血压患者。药理实验证实，莲子心提取的生物碱，有强而持久的降压作用。

应用举例

用莲子心1.5克，每天开水冲泡当茶饮，适用于高血压头胀、心悸、失眠者。

温馨提示 本品性寒，脾胃虚寒、大便稀溏者慎服。

附：

1. 荷叶

作用概说 荷叶为睡莲科多年生水生草本植物莲的叶片。

荷叶含莲碱、荷叶碱、原荷叶碱、亚美婴粟碱、前荷叶碱等物质，还含有抗有丝分裂作用的酸性成分。荷叶所含成分中，槲皮素可扩张心脏冠状动脉、改善心肌循环、并能在短时间内降压。荷叶的浸剂和煎剂能直接扩张血管，起到中等程度的降血压作用。

中医认为，荷叶味苦、涩，性平，食用味美清香，入药有消暑解热、利湿、升阳、止血之效，可治暑天外感身痛、脾虚泄泻。

应用举例

（1）粳米鲜荷叶煮粥，可降脂减肥，适合高脂血症、冠心病患者食用。

（2）山楂荷叶饮可用于高血压、冠心病患者。

温馨提示 习惯性便秘者忌食。

2. 蜂蜜

作用概说 蜂蜜又称"蜜糖"，由蜜蜂采集花粉酿制而成。它不仅味道甜美，营养丰富，而且是治疗多种疾病的良药，自古以来备受医家重视，被称为"健康之友"。

长期服用蜂蜜可以营养心肌、保护肝脏、降低血压、防止血管硬化，可达到减轻病情、增强体质的效果。

蜂蜜中含有60多种有机和无机成分，主要成分是糖类，其中果糖占39%、葡萄糖占34%、蔗糖占8%，其次是蛋白质、糊精、脂肪和多种有机酸、酶类和维生素，是滋补上品。

中医认为，蜂蜜能清热、补中、解毒、润燥止痛、润肺止咳、润肠通便、强壮身体。现代医学认为，服用蜂

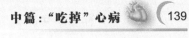

蜜能增强脑力和体力、增加血红蛋白、降低中枢神经系统的兴奋性、改善心绪。

应用举例

（1）饭前温开水化服蜂蜜半杯，长期服用，对高血压、便秘有良效。

（2）每天服用蜂蜜2~3次，每次2~3匙，对心脏病、动脉硬化有效。

（3）神经衰弱失眠患者可于每晚睡前饮蜂蜜水1杯。

温馨提示　选购蜂蜜应注意蜂蜜的品质优劣，市面上蜂蜜以枇杷蜜最好，以荞麦花蜜最差。

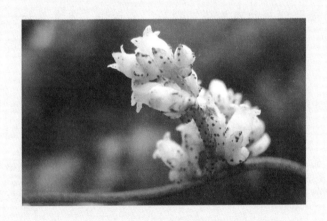

鱼肉蛋类所含蛋白质等营养物质的质与量，都远远高出谷物、蔬菜和果类，是人们餐桌上不可缺少的美味佳肴，有时也可成为攻克疾病的有力"武器"。虽然其中有些食品对于心脏病患者不一定完全适合，但只要选择得当、搭配合理，同样能起到养心保心的作用。因此，我们应该合理地选用——

鱼肉蛋类——五畜为益

1. 兔肉

作用概说 宋朝苏东坡赋诗赞誉："兔肉处处有之，为食品之上味。"兔肉是最理想的肉类功能食品。俗话说"飞禽莫如鸪，走兽莫如兔"。兔有家兔和野兔之分，品种亦多。兔肉及其脑、肝、骨、血等都是良好的补品和药物，用兔的内脏可以提制几十种药品。

现代科学研究证明，兔肉是高蛋白（高赖氨酸）、高消化率、低脂肪（低胆固醇）、低热量，即"三高三低"的营养保健食品。国外许多人视兔肉为理想的营养保健、益智益寿、防病美容的滋补食品，堪称"肉中之王"，是预防高血压、肥胖症、动脉硬化等现代"富贵病"最为理想的食品之一。

兔肉所含蛋白质平均为24.25%，比猪肉、羊肉高1倍，比牛肉高18.7%，比鸡肉多17%；脂肪含量为3.8%，为猪肉含量的1/16、羊肉的1/7，牛肉的1/5。至于胆固醇的含量，兔肉却低于其他肉类。兔肉中含有丰富的卵磷脂，有保护血管、防止动脉硬化的作用。兔肉细嫩，易于消化，消化率达85％，比一般肉类高得多。因此，它是慢性胃炎、胃与十二指肠溃疡、结肠炎患者理想的肉类食物。兔肉因其脂肪含量甚少，吃了既能增强体质，又不会使人发胖，而且会使人体发育匀称、皮肤细腻，所以有"美容肉"的盛誉。

中医认为，兔肉味辛、甘，性凉，无毒，入脾经，具有补中益气、止渴健脾、滋阴凉血、解热毒、利大肠等功效，主治阴虚失眠、热气湿痹、消渴、便血、胃热呕吐、消瘦乏力等病证。

应用举例

（1）兔肉与青豆粒、冬菇等同炒，可以清热降压、健脾益胃，是用于防治高血压病、高脂血症、动脉粥样硬化症的保健菜肴。

（2）枸杞兔肉汤有养阴补血、活血化瘀的功效，适用于冠心病、动脉粥样硬化者。

温馨提示　脾虚者不宜多食。此外，古人有兔肉不宜与鸡心、鸡肝、獭肉、桔同食的认述，可供参考。

2. 鸭肉

作用概说　鸭又名"家凫"、别称"扁嘴娘"，是我国农村普遍饲养的主要家禽之一。鸭肉味道鲜美，营养丰富，不仅是城乡百姓家庭餐桌上的荤食佳肴，而且还可入药用于清补祛病。

鸭的营养价值比较高，鸭肉中的蛋白质含量为16％~25％，比畜肉含量高得多。鸭肉蛋白质主要是肌浆蛋白和肌凝蛋白。鸭肉中含氮浸出物比畜肉多，所以鸭肉味美。老鸭肉的含氮浸出物较幼鸭肉多，野鸭内含氮浸出物更多。因此，老鸭的汤比幼鸭鲜美，野鸭滋味比老鸭更好。鸭肉是含B族维生素和维生素E比较多的肉类，100克可食鸭肉中含有B族维生素约10毫克。其中6~8毫克是尼克酸，尼克酸作为人体内两种重要辅酶的成分，在细胞呼吸中起作用，与碳水化合物、脂肪和蛋白质能量的

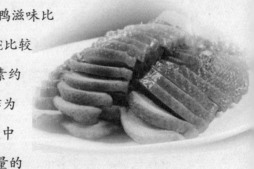

释放有关，还参与脂肪酸、蛋白质和脱氧核糖核酸的合成，对心肌梗死等心脏病患者有保护作用。每人每天尼克酸的推荐摄入量为15毫克左右，只要吃200克鸭肉就够了。鸭肉中含维生素E 90~400微克，维生素E是抗氧化剂，是人体多余自由基的清除剂，在延缓衰老过程中起着重要的作用。与畜肉不同的是，鸭肉中钾含量最高，100克可食部分达到近300毫克，经常食用可以预防高血压。此外，鸭肉中还含有较高的铁、铜、锌等微量元素。

中医学认为，鸭肉味甘、微咸，性偏凉，无毒，入脾、胃、肺及肾经。老鸭性凉，可清肺解热；嫩鸭性温热燥，治病功效不及老鸭。鸭肉具有"滋五脏之阴、清虚劳之热、补血行水、养胃生津、止咳息惊"等功效，可主治水肿胀满、阴虚失眠、疮毒、惊痫。另外，鸭血、鸭肝、鸭胆和鸭蛋清也各具药用价值。

应用举例

（1）取青头雄鸭1只，去毛及内脏，洗净切碎，煮至熟烂后，加入粳米适量、葱白3株，入锅以文火共煮成粥。此道粥适于营养不良性水肿、心脏性水肿及肾性水肿患者食用，每日早晚温食，7天为1个周期，有祛水退肿之效。

（2）取老鸭1只，加中药川厚朴6克共炖食之，对病后虚肿者可起清

虚肿促康复的良效。此外，高血压、动脉硬化患者用鸭肉切丝与海带共炒或炖食，则有降压和增加血管弹性的作用。若用鸭肉与当归清炖后分次食用，对治疗贫血及便秘有效。

温馨提示 外科化脓溃疡者不宜食用。

3. 牛肉

作用概说 牛肉是优良的高蛋白食品，其所含的营养成分易于被人体吸收。每100克牛肉中含蛋白质20.1克，比猪肉多33%，比羊肉多10%；含脂肪10.2克，比猪肉少19%，比羊肉少18.6%左右；含钙7毫克、铁0.9毫克、磷170毫克、维生素B_1 0.07毫克、维生素B_2 0.15毫克、烟酸6毫克。牛肉含有丰富的蛋白质，脂肪的含量又较少，所以比较适宜高血压、动脉硬化等疾病患者食用。

中医认为，牛肉是甘温益气之品，其补气作用犹如中药黄芪。正如《韩氏医通》所云："黄牛肉，补气，与绵黄芪同功。"

应用举例

土豆牛肉、红烧牛肉等都是经常食用的美食，适宜于高血压、动脉硬化患者食用。

温馨提示 感染性发热之人，宜清而忌补，故外感发热之时，忌食牛肉。

4. 猪肉

作用概说 猪肉又名"豚肉""彘肉""浠肉"，为猪科动物猪的肉。

猪肉营养价值甚高，且胆固醇含量低，对营养不良、肿瘤患者很适宜。瘦猪肉比肥猪肉中含有的蛋白质高而脂肪少，高血压等疾病患者可以适量食用。

每100克猪瘦肉含蛋白质16.7克、脂肪28.8克、碳水化合物1.1克、钙11毫克、磷177毫克、铁2.4毫克；每100克肥肉含蛋白质2.2克、脂肪90.8克、碳水化合物0.8克、钙1毫克、磷26毫克、铁0.4毫克。

中医认为，猪肉味甘、咸，性平，入脾、胃、肾经，具有补脾益气、补肾养血、滋阴润燥等作用，适用于热病伤津、消渴羸瘦、肾虚体弱、产后血虚、燥咳、便秘等病证。

应用举例

（1）将100克山楂加水约2 000毫升，烧沸后放入猪瘦肉1 000克（剔去皮筋，洗净），煮至六成熟，捞出猪肉稍晾凉，切成粗条。用豆油、姜、葱、黄酒、花椒等调料，将肉条拌匀，腌制1小时，沥去水分。将油放在铁锅内，用文火烧热，投入肉条榨干水分，至色微黄捞起。将锅内油倒出后，再置火上，投入余下的山楂略炸后，再将肉倒入锅中，反复翻炒，微火焙干，淋入香油，撒上味精、白糖，拌匀即成山楂猪肉条，可供高血压、高血脂患者佐餐用。

（2）鲜芹菜250克，瘦猪肉150克，切丝，炒熟调味后佐餐食用，每天2次。可供高血压、眩晕食用。

温馨提示 猪肉可炒、煮、烤，或做药膳食、熬汤饮喝，湿热痰滞内蕴者慎用。肥猪肉所含的脂肪中，饱和脂肪酸较多、胆固醇含量高，故高血压患者不宜食用。

5. 猪心

作用概说 猪心是猪科动物猪的心脏。中医有"以脏补脏""同气相求"的理论，常食猪心对心血管疾病有一定的作用。猪心含有丰富的蛋白质、脂肪、钙、磷、铁和维生素B_1、维生素B_2、维生素C等营养成分。中医认为，猪心味甘、咸，性平，具有补血、养心、安神的功效，能够治疗惊悸、怔忡、自汗、不眠等病证。

应用举例

（1）丹参20克与猪心1只一起炖煮，具有养心活血的功效，可用于治疗冠心病、心绞痛等病症。

（2）灵芝15克与猪心1只一起炖煮，具有安神补心的功效，适用于病体虚弱、心血不足、心烦不眠、惊悸、冠心病等疾病患者。

温馨提示 猪心性平，诸病无忌。

6. 鸡肉

作用概说 中医认为，鸡肉味甘，性温，可补血、养五脏、强筋骨、润肌肤、填精髓，用于治疗食少、泄泻、水肿、产后乳少、病后虚弱等病证。

鸡肉中蛋白质含量较高、脂肪较少，所以适于高血压、心血管疾病患者和老年人食用。

应用举例

以鸡肉为原料的美食颇多，如宫爆鸡丁、金针银耳蒸鸡翼等均适合高血压、冠心病、高血脂者食用。

温馨提示 感冒发热和感染性发热者，忌吃鸡肉。正如《医林纂要》中说："鸡肉肥腻壅滞，有外邪者皆忌食之。"鸡肉性质甘温，食之更助热生火，加重发热者病势或引起高热动风，故凡发热者忌食鸡肉。

7. 海蜇

作用概说 海蜇为海蜇科动物海蜇的口腕部。《吉林医科大学学报》曾经刊载，为实验动物静脉注射海蜇制剂有降低血压和扩张血管的作用。海蜇头原液有类似乙酰胆碱的作用，能降低血压、扩张血管。另外，海蜇还含有甘露多糖等胶质，对防治动脉硬化有一定作用。海蜇含有蛋白质、脂肪、碳水化合物、钙、磷、铁、碘、维生素B$_1$、维生素B$_2$、尼克酸、胆碱等。

中医认为，海蜇味咸，性平，具有清热化痰、消积润肠等作用，用于治疗痰咳、哮喘、便秘、脚肿等病证。

应用举例

（1）海蜇头60~90克，漂洗去咸味后与等量荸荠一起煨汤喝，对高血压病伴有头昏脑胀、烦热口渴者最为适宜。有学者报道，临床上用此方法治疗各期高血压，疗效满意及进步者达82.6%，长期服用亦无毒性和副作用，对早期高血压效果更好。

（2）黄瓜拌海蜇用治高血压。

（3）海蜇250克，嫩钩藤20克煲汤饮用，每天早晚2次，对降血压效果很好。

温馨提示 本品性平，诸病无忌。

8. 淡菜

作用概说　淡菜为贻贝科动物的贝肉，俗称"水菜"，因晒干时不加食盐，故名"淡菜"。

淡菜的营养价值极高，每100克淡菜中含蛋白质59.1克、脂肪7.6克、碳水化合物13克、钙277毫克、磷861毫克、铁24.5毫克，此外还含有一定量的维生素和少量的微量元素。如果以鸡蛋的营养指数为100，那么淡菜则为98（仅次于鸡蛋），而虾为95、干贝为92、牛肉为80，都不及淡菜。淡菜含有多种人体必需氨基酸，其所含脂肪主要是不饱和脂肪酸（可达总脂量的30%～45%），磷脂达9%～13%。同时，它的亚麻酸、亚油酸的含量也高，对改善人体血液循环和器官功能有重要作用。

中医认为，淡菜味咸，性温，无毒，具有补虚除热、降低血压、软化血管之功效，高血压病、动脉硬化者可常食用。

应用举例

（1）淡菜焙干研末，松花蛋蘸淡菜细末，每晚1个一次用完，连吃7天为1个周期，用治高血压。

（2）淡菜炖猪蹄可补肝肾、益精血、乌发、滑肌肤，可作为高血压、冠心病患者的食疗菜肴。

温馨提示　诸病无忌。

9. 海参

作用概说　海参又名"刺参""海鼠"，为刺参科动物刺参或其他种海参的全体。海参既是美味佳肴，又是疗效卓著的良药。海参中含有一种珍贵的延缓衰老物质——硫酸软骨素，它是人体生长发育必不可少的物质。硫酸软骨素的减少能引起肌肉变硬、弹性减弱，甚至萎缩老化，所以吃海参具有延缓衰老的作用。

食用干海参含粗蛋白质55.51%、粗脂肪1.85%，另外还含有碳水化合物、钙、磷、铁、甾醇及碘等成分。

中医认为，海参味甘、咸，性温，入心、肾经，有补肾精、益精髓、壮阳疗痿、养血润燥等功能，主治精血亏虚、虚弱劳怯、阳痿、小便频数、肠燥便秘以及年老体弱。海参含高蛋白、低脂肪，不含胆固醇，且含大量黏蛋白、精氨酸，对老年性冠心病心绞痛、动脉硬化、糖尿病有良好效用。故患高血压、冠心病的人，可经常食用海参。

应用举例

（1）海参浸泡24小时，去内脏，加水煮烂后加冰糖适量再煮，每天1次食用，具有补肾益精血、滋阴润燥等作用，可以治疗高血压、动脉硬化。

（2）冬菇、海参各50克，水浸泡后用麻油拌炒，加水焖煮、调味食用，用于高血压患者。

温馨提示 一般水发煮汤或炒食。脾虚腹泻、痰多者忌食。

10. 甲鱼

作用概说 甲鱼又称"鳖""团鱼""水鱼"，为鳖科动物中华鳖的肉。甲鱼是美味的保健食品，其蛋白质含量比鸡肉还高，脂肪中有较多的不饱和脂肪酸（亚油酸），有缓解胆固醇沉积、防止动脉硬化的作用，很适合作高血压、动脉硬化和冠心病患者的辅助治疗食品。甲鱼可食部分每100克含蛋白质16.5克、脂肪1.0克、碳水化合物1.6克、钙107毫克、磷135毫克、铁1.4毫克、硫胺素0.62毫克、核黄素0.37毫克、尼克酸3.7毫克、维生素A 13个国际单位。

中医认为，甲鱼味甘，性平，入肝经，具有滋补肝肾、清热潜阳、滋阴凉血、补虚疗损等作用，主治骨蒸劳热、久疟、久痢、崩漏、带下、瘰疬、病后虚羸等病证。

应用举例

（1）甲鱼洗净切块，与怀山药、枸杞子、红枣一起放入炖锅内加水适量，文火隔开水炖3个小时，调味。山药炖甲鱼具有滋阴潜阳的作用，可用于高血压的食疗。

（2）发菜、甲鱼可以滋补强身，降低血压，减肥健美。

温馨提示　甲鱼可用做熬汤、清蒸或做成药膳，脾胃阳虚或孕妇忌食。

11. 黄鳝

作用概说　黄鳝又名"鳝鱼""长鱼"，有很高的药用价值。民间流传有"夏吃一条鳝，冬吃一枝参""小暑黄鳝赛人参"的说法。在我国历代本草书中都有有关黄鳝药用价值的记载。

我国现代医学对黄鳝的药用价值也进行了初步研究，从黄鳝肉中提炼出"黄鳝鱼素"，并从"黄鳝鱼素"中分离出黄鳝鱼素A和黄鳝鱼素B，这两种物质都具有显著的降血糖和调节血糖的作用，是糖尿病患者的理想食疗佳品。

国内外学者还发现，黄鳝中含有丰富的DHA和EPA（一种高度不饱和脂肪酸，即一十二碳六烯酸），它不仅使人的头脑聪明，而且这两种物质还具有抑制心血管病和抗癌、消炎的作用。国际上已认定的DHA对人体的保健作用有：①降低血液中胆固醇浓度，可有效地防治动脉硬化引起的心血管疾病；②增加血液活性，减缓血液凝固的速率；③可有效减轻人体内外炎症；④可防止癌细胞的扩散；⑤可提高大脑功能，延缓大脑衰老；⑥是胎儿发育的必需营养品，对奠定人脑高智能基础具有重要的潜能作用；⑦可延缓老年人智力减退，防治老年性痴呆。

黄鳝肉味鲜美，营养丰富。据测定，每100克黄鳝肉中，含蛋白质18.8克、脂肪0.9克、磷150毫克、钙38毫克、铁1.6毫克，还含有维生素A、维生素B_2和维生素B_1及多种微量元素；100克黄鳝肉含热量为347.5千焦（83千卡）。黄鳝蛋白质中氨基酸含量十分丰富，含有人体所必需的多种氨基酸，而胆固醇含量极低，脂肪中不饱和脂肪酸较多，有减肥健胃的作用，适宜体胖、血脂高的患者食用。在30多种常见淡水鱼中，黄鳝肌肉中钙和铁的含量居第一位，蛋白质含量位居第三，仅次于鲤鱼和青鱼。可见，黄鳝是一种高蛋白质、低脂肪食品，是中老年人的营养滋补佳品。

中医认为，黄鳝味甘，性温，无毒，入肝、脾、肾经，长于补益气血、强壮筋骨，可补虚损、除风湿、通经脉、强筋骨，主治痨伤、风寒湿痹、产后淋沥、下痢脓血、痔瘘。

应用举例

（1）大蒜炒黄鳝片具有补脾和胃、理气消食的作用，可用于防治高脂血症、动脉粥样硬化症、肥胖症。

（2）芹菜翠衣炒鳝鱼能平肝降压、清热消暑，可用于高血压、动脉粥样硬化的保健食疗。

温馨提示 古人有鸡肉不可与黄鳝同食的说法，可供参考。

12. 鲤鱼

作用概说 鲤鱼品种颇多，有红、黄、灰、白色鲤鱼之分，但以黄河鲤鱼品种最闻名，其不但体态艳丽，而且肉嫩味鲜。

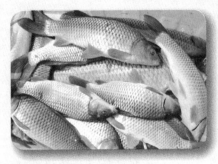

鲤鱼含有大量不饱和脂肪酸，具有降低胆固醇的作用，对防治冠心病、高血脂症有益。

鲤鱼既是美味佳肴，又是健身滋补食品。它含有丰富的蛋白质、脂肪、钙、磷、铁及多种氨基酸（以谷氨酸、甘氨酸、组氨酸为多）、肌酸、磷酸肌酸、尼克酸、蛋白酶以及维生素A、维生素B_1、维生素B_2、维生素C等。

中医认为，鲤鱼味甘，性平而温，无毒，入脾、肾经，有益气健脾、利尿消肿、清热解毒、滋养开胃、下气涤饮、止咳嗽、通下乳汁等功效，主治水肿胀满、脚气、黄疸、咳嗽气逆、乳汁不通。

应用举例

（1）**鲤鱼赤豆汤**：新鲜鲤鱼1条（带鳞），去内杂，加赤小豆50克，放入沙锅中炖煮，待熟后，调入姜、葱，饮汤吃鱼，最好淡食，隔日1次连吃数次，以水肿消退为度。鲤鱼赤豆汤用于肾脏病、心脏病、肝硬化腹水、小便不利、全身水肿。

（2）**糖醋鲤鱼**适用于冠心病、高血压、脑血管病、营养不良、消化不良及肝脏病患者食用。

温馨提示 鲤鱼清汤煮、清蒸、糖醋、醇酒煮或煨均可。但鲤鱼多食易热中，热则生风，变生诸病。

13. 鲫鱼

作用概说 鲫鱼又名"鲋",为鲤科动物鲫鱼的肉或全体。

鲫鱼主要含蛋白质、脂肪与矿物质,可食用部分每100克含蛋白质13克、脂肪1.1克、碳水化合物0.1克、钙54毫克、磷203毫克、铁2.5毫克、硫胺素0.06毫克、核黄素0.07毫克、尼克酸2.4毫克。鱼肉的营养成分与鸡肉相似,但蛋白质含量高而且质优,极易被人体吸收。脂肪组成与其他动物性食物不同,大部分是不饱和脂肪酸,能够降低胆固醇、软化血管,所以可预防动脉硬化及冠心病的发生。

中医认为,鲫鱼味甘,性平,入脾、胃、大肠经,有健脾利湿的功效,主治脾胃虚弱、纳少无力、痢疾、便血、水肿、淋证、痈肿、溃疡。鲫鱼是高蛋白低脂肪的佳品,适合于高血压、冠心病、脑血管病患者食用。

应用举例

可以清汤煮、清蒸、煎,或做药膳、入丸散。外用捣敷。

温馨提示 诸病无忌。

14. 带鱼

作用概说 带鱼为带鱼科动物带鱼的肉,又名"银刀鱼"。带鱼肉细嫩鲜美,营养丰富,可作为药用食物。

研究表明,每100克带鱼含蛋白质19克、高于大黄鱼,含脂肪74克、比一般鱼的含量都高,它含不饱和脂肪酸较多,有降压及降低胆固醇的作用。带鱼还含有人体必需的微量元素磷、钙、碘、铁及多种维生素。带鱼的氨基酸成分很平衡,是人们理想的佳肴补品,经常适量食用对健康很有裨益。

中医认为，带鱼味甘，性平，有滋补强壮、和中开胃、补虚泽肤、降压、降胆固醇之功效。

应用举例

带鱼做法很多，常见的糖醋带鱼不但香脆、酸甜可口，而且非常适宜于高血压、高脂血症、体质虚弱人士食用。

温馨提示 古称带鱼为"发物"，体质过敏者应慎用。

15. 泥鳅

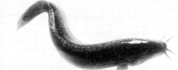

作用概说 泥鳅不但是佳肴，而且在医药上有着广泛的用途。它是一种高蛋白、低脂肪食品，与鲤鱼、鲫鱼、大黄鱼、带鱼、鳊鱼、对虾和龙虾等相比，其营养价值名列前茅，是老人、儿童、孕妇和肝炎、贫血患者的理想食物。

泥鳅所含脂肪较少，胆固醇含量更低，而且还含有一种叫做十六碳烯酸的物质。这种物质类似不饱和脂肪酸廿碳戊烯酸，能够帮助人体抵抗血管衰老。因此，老年人多食能够延缓衰老，对于高血压、贫血等疾病患者更为适宜，儿童多食则有助于生长发育。

每100克泥鳅中含蛋白质22.6克、脂肪2.9克，还含有钙、磷、铁、维生素A、维生素B$_1$、维生素B$_2$、尼克酸等。

中医认为，泥鳅味甘，性平，具有补中益气、祛除湿邪、解渴醒酒、祛毒除痔、消肿护肝之功能。

应用举例 可用泥鳅洗净后烧汤喝，或用泥鳅炖豆腐食用。泥鳅属高蛋白低脂肪食品，颇适宜高脂血症或高胆固醇血症患者服食。

温馨提示 泥鳅一定要清洗干净，煮熟再吃，谨防寄生虫病。

16. 鲍

作用概说 鲍，古称"鳆"、俗称"鲍鱼"。鲍鱼为海产软体动物，肉可食，贝壳入药，中医称之为"石决明"。鲍鱼自古就被人们视为海味珍品之冠。据史籍记载，曹植在悼念其父曹操的文章中，提到曹操生前爱食鲍鱼。宋代诗人苏东坡也爱吃鲍鱼，他的《鲍鱼行》七言古诗不仅生动描绘渔民采鲍的情景，更是赞颂鲍鱼入席生辉胜珍馐以及其爱食鲍鱼之心。

鲍鱼的营养很丰富。据科学家分析，每100克鲍鱼干肉除含蛋白质高达40克、碳水化合物33克外，还含有脂肪、钙、磷、铁等矿物质及B族维生素、维生素C等多种营养物质。鲍鱼的贝壳石决明，自古就是一味中药材，含碳酸钙9%以上，尚含少量的镁、铁、硅酸盐、硫酸盐、磷酸盐、氯化物和微量碘。

中医认为，鲍鱼味甘、咸，性平，具有润肺、益胃、滋肾补虚等功效，入药可治经血不调、便秘等病证，是治疗头目眩晕、骨蒸劳热、青盲内障等疾病的良药，可作为食疗治疗高血压。石决明能明目去障、治骨蒸、通五淋。

应用举例

（1）鲍鱼50克与母鸡1只加水煲熟，调味食用，适用于高血压有食欲不振、面色苍白、心慌心悸、头晕目眩、腰酸腿软、肢冷无力、夜间多尿等表现者。

（2）石决明10克，甘菊6克，草决明子10克，煎水饮服，10天为1个周期，可持续服用一段时期，用于高血压伴眼底出血者。

温馨提示　忌与牛肝同食。

17. 鱼翅

作用概说　《本草纲目》记载："（鲨鱼）背上有鬣，腹下有翅，味并肥美，南人珍之。"

据现代医学报道，鱼翅含降血脂、抗动脉硬化及抗凝成分。

鱼翅含有蛋白质、钙、磷、铁等成分。至于鱼翅的营养价值，虽然干品含蛋白质高达83.5%，但由于缺少色氨酸，属不完全蛋白质，吃了以后对人体不能发挥作用。因此，如果不采取补充色氨酸的措施，营养意义就不大，烹调应用中最佳的补充措施是选好配料。

中医认为，鱼翅味甘、咸，性平，具有补虚益气、开胃降脂、抗动脉硬化等作用。综合中医古籍的说法，鱼翅能渗湿行水、开胃进食、清痰消鱼积、补五脏、长腰力、益虚痨。

应用举例

（1）患有冠心病，每天服用鱼翅粉1.5~3克，有防护作用。

（2）蟹黄鱼翅具有补虚益气、开胃降脂等作用，可以抗动脉硬化，适用于高血脂、冠心病患者食用。

温馨提示　鱼翅含大量汞，不可多食。

18. 鸡蛋

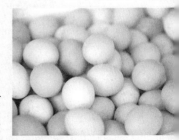

作用概说　现代研究证实，鸡蛋可降血脂。蛋黄中除含胆固醇外，还含具有保健作用的胆素和卵磷脂。卵

磷脂有助于改善血液循环，使人体血中胆固醇和脂肪保持悬浮状态而不在血管壁沉积，从而保持血管弹性。美国有人研究发现，吃鸡蛋多的人，因心脏病致死的反而少。

鸡蛋含丰富的蛋白质、脂肪、矿物质和维生素。其蛋白质生理价值高，极易被人体吸收。每100克鸡蛋含水分71克、蛋白质14.7克、脂肪11.6克、碳水化合物1.6克、钙55毫克、磷210毫克、铁2.7毫克、维生素A 1 440国际单位、维生素B_1 0.16毫克、维生素B_2 0.31毫克、尼克酸0.1毫克，可供热量170千卡。

中医认为，鸡蛋清味甘、性凉，鸡蛋黄味甘、性平。鸡蛋有滋阴补血、养心安神等功效，可用于治疗心烦不眠、燥咳声哑、目赤肿痛、胎动不安、产后口渴、下痢、烫伤等病证。

应用举例 鸡蛋的吃法有很多种，如虎皮蛋、芙蓉蛋等都适用于高血压、冠心病及高血脂患者作菜肴。另外作为药膳方的桑寄鸡蛋茶（用桑寄生50克和鸡蛋2只，放入锅内加水适量煮沸，待蛋熟剥壳后吃蛋饮茶，连续服用4~5天），对于表现为食欲不振、面色苍白、心悸、头晕目眩、腰酸腿软、肢冷无力、夜间多尿、阳痿早泄的高血压患者有益。

温馨提示 一般认为，每人每天食用鸡蛋不宜超过2只。

19. 牛奶

作用概说 牛奶也称"牛乳"，为牛科动物黄牛或水牛的乳汁，主要营养成分有蛋白质、脂肪和钙。

牛奶中含有一种3羟-3甲基戊二酸的物质，对肝脏制造胆固醇有抑制作用。牛奶中蛋白质含有蛋氨酸，可抑制交感神经，而交感神经的兴奋会引起血压升高，因此牛奶可以降血压。引起高血压的原因之一是缺乏钙、钾、维生素A、维生素C等营养素，以缺钙最为明显，而牛奶中这几种营养元素齐备。

每100克牛奶含水分87克、蛋白质3.3克、脂肪4克、碳水化合物5克、钙120毫克、磷93毫克、铁0.2毫克、维生素A 140国际单位、维生素B_1 0.04毫克、维生素B_2 0.13毫克、尼克酸0.2毫克、维生素C1毫克，可供热量69千卡。

中医认为，牛奶味甘，性平，入心、肺、胃经，有补肺养胃、生津润肠等功效，主治虚弱劳损、反胃噎嗝、消渴、便秘。

应用举例

（1）每天1~2杯鲜牛奶，适用于高血压患者。

（2）每天喝720毫升酸牛奶，1个星期后血清胆固醇可明显下降，可以预防动脉硬化。

温馨提示 因为奶中含有酪蛋白，它能生成一种破坏血管弹性组织的分子，使胆固醇容易蓄积在血管壁上，导致动脉硬化，因此不能过量食用牛奶和奶制品。脾胃虚寒作泻、痰湿积饮者慎服。

20. 蚕蛹

作用概说 蚕蛹是医食同源的佳品，其营养丰富，药用价值高，早在《本草纲目》等典籍中就有其入药用的记载。蚕蛹入食在我国有悠久的历史，据悉蚕蛹蒸煮入宴有1 400多年的历史。用蚕蛹油煎、烧煮、盐渍、爆炒，通过精细加工可以做成高级菜肴，还可制成别具风味的糕点、糖果和强身健体的饮料。蚕蛹榨油制酱油和味精，也是不可多得的调料。

蚕蛹是高蛋白、低脂肪、低糖食品，而且脂肪又多为不饱和脂肪酸，有降压、降血脂作用，很适合作高血压、动脉硬化和冠心病等患者的辅助治疗食品。

研究发现，蚕蛹含蛋白质56%、脂肪28%，蚕蛹含有20种氨基酸，包括人体及动物所必需的8种氨基酸。100克鲜蛹含蛋白质相当于85克瘦猪肉，或96克鸡蛋、109克鲫鱼。蚕蛹不仅是味道鲜美、营养丰富的副食品，还是极宝贵的动物性蛋白质来源，更是提取多种化学药品的宝贵原料。

应用举例 可将蚕蛹洗净后，同韭菜炒食，或单独炒熟后食用。也可将蚕蛹焙干研粉，干燥保存，或装入空心胶囊，每天服2次，每次2~3克。常服对降血脂有效。

温馨提示 蚕蛹未经处理加工者，不可食用，更不可直接凉拌、盐渍即食；若蚕蛹不新鲜，变色发黑，或呈粉红色，有麻味或麻辣感，或者产生异味，则不可食用；不可放置过久，冬天不能超过1个星期，夏天不能超过20~30小时。另外，有鱼、虾等食物过敏史的人也不宜食用。

食疗相关知识

1. 发物

一般是指富有营养或富有刺激性的食物，容易使疮疖或某些病状发生变化。如羊肉、鱼虾、韭菜、香菜等。在肿瘤学中，特指可能会使肿瘤症状加重或促使其转移或引起其复发的食物。但是，它的实际意义和所指范围，在学术界尚有争议。

2. 忌口

《辞海》（1979年版）对忌口的解释是："医生嘱咐病人禁忌某些食物。忌口对某些疾病是必要的，如肾病水肿忌食盐（早在《千金要方》《外台秘要》中已有明确记载），黄疸病忌食油腻，皮肤病忌食海鲜等。"

3. 十八反、十九畏

属中药配伍禁忌的范畴，是指某些药物不能同时应用，否则可能会产生毒副作用，危害患者健康，甚则危及生命。

十八反的具体内容是：乌头反半夏、瓜蒌、贝母、白敛、白及；甘草反海藻、大戟、芫花、甘遂；藜芦反人参、沙参、丹参、玄参、苦参、细辛、芍药。

十九畏的具体内容是：硫黄畏朴硝；巴豆畏牵牛子；丁香畏郁金；川乌、草乌畏犀角；水银畏砒霜；狼毒畏密陀僧；牙硝畏三棱；人参畏五灵脂；官桂畏赤石脂。

4. 药膳中药物的处理方法

药膳一般是指将某些中药（主要是毒性比较小的既可作为食品、又可作为药品的所谓药食两用品，及一些补益药），加入膳食中，以加强预防、治疗和康复某些疾病的作用。其中药物的处理方法大致有以下几种。

（1）直接入膳：对体积不大且容易溶于水的药物，可以直接与食品同时烹饪。如黄芪鸡汤、虫草鸭，就是将黄芪与鸡同时入锅常法煮汤、冬虫夏草放入老鸭肚中上锅蒸烂。

（2）预先提取：对一些体积大（如夏枯草等），或有特殊气味（如鱼腥草等）、苦味（如黄连等）的草药，可事先加水煎煮并浓缩后加入膳食中。

（3）选用成品：一些中药（尤其是贵重药物）的市售成品，如虫草菌丝、人参蜂王浆、西洋参粉等，也可加入膳食中。其主要优点是使用简单，又不影响口感。

（4）加酒浸泡：对大多数补益药，因其中的有效成分可用酒精提取，故可将其浸泡在酒中形成药酒。如人参酒、鹿茸酒等。

5. 四气五味

四气是药（食）物的寒、热、温、凉四种药性。它是药物或食物作用于人体所产生的反应。如吃了西瓜会使人感到凉爽，喝了姜汤会使人感到温暖；多吃柿子会引起腹痛、腹泻，多吃桂圆会引发口疮、鼻血，说明西瓜、柿子具有寒凉性，生（干）姜具有温热性。此外，还有许多药（食）物的药性不十分明显，称为平性，但实际上仍有偏寒、偏热之异。

五味是指药（食）物的辛、甘、酸、苦、咸五种滋味。一般而言，辛味的药（食）物有发散、行气、行血作用；甘味者有滋补、缓急、润燥作用；酸味者有收敛固涩作用；苦味者有燥湿、泄降作用；咸味者有软坚泻下作用。五味之外，还有淡味和涩味，但"淡附于甘、涩附于酸"，故仍为五味。

6. 归经

归经是依据中医脏腑经络理论将药（食）物作用范围加以归纳，说明某药（食）对人体某脏腑经络病变起主要的治疗作用，而对其他病变起的作用比较小或不起作用，体现了药（食）物治疗（养生）作用的选择性。

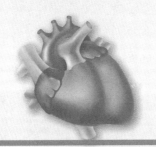

下篇：养心大套餐

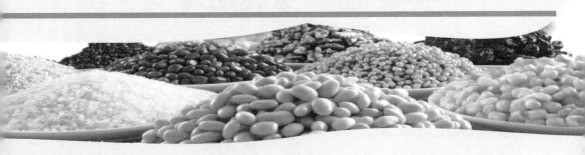

　　怎样才能"吃掉""心病"？有人重视营养，试图以"山珍海味"具有的营养"压倒"它；有人坚信偏方，期望用"蛇虫怪兽"所含的毒素"毒死"它。专家认为，在科学理论指导下的食疗是"吃掉""心病"有效的辅助手段。

　　"心病"的食疗，就是有针对性地选用日常食品，通过这些食品所特有的功能，来缓解或辅助治疗疾病。食疗不同于服药，针对性并不很强，读者可以在中篇介绍的食物中随意选择，并尽可能花样多一些，只要注意一下寒热温凉的食性就可以了。当然，食用之前，有必要了解相关的知识。

　　"心病"的种类很多，食疗的方法也举不胜举。本篇介绍的只是举例而已，不可能（也不需要）面面俱到，读者可以举一反三，灵活使用。至于所介绍的"制法"，则灵活性更大，只是有的食谱后所附的"注意事项"倒是不应忽视。

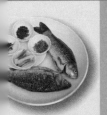
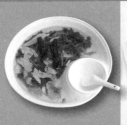
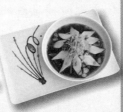
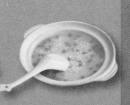
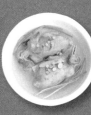

　　心肌、心电传导系统和为心脏供血的冠状动脉是心血管大家庭的基本"成员"。三者之间，需要非常精细的"默契"与协调，稍有差错，即为疾病，有时甚至十分凶险。因此，我们首先介绍的食疗方法，就是主要针对这些——

心脏本身的疾病

一、冠心病

【食疗宜忌】

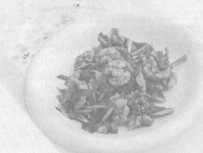

1. 食品选择

　　（1）主食的选择：适合于冠心病患者的主食主要有玉米、燕麦、大豆、大麦、小米、标准粉、糙米等。

　　（2）肉食的选择：适合于冠心病患者的肉类食品主要有瘦猪肉、牛肉、鸡、鸭、兔、鱼、海参、海蜇头等，但其中有些肉类的插入也应有所节制。

　　（3）蔬菜的选择：适合于冠心病患者的蔬菜主要有胡萝卜、香菇、木耳、海带、紫菜、番茄、蒜、洋葱、菜花、绿豆芽、扁豆、芹菜。胡萝卜富含维生素E，有抗氧化作用，可改善心肌功能、降低心肌耗氧量，冠心病患者应多多选用。

　　（4）水果的选择：适合于冠心病患者的水果有橘子、山楂、香蕉、枣、柿子、苹果、梨、桃等。

2. 饮食禁忌

（1）限制摄入量的食物：瘦猪肉、牛肉、鸡鸭肉、鱼类、植物油、去脂乳品、蛋类（每星期限制2~3个）。

（2）少食或者忌食的食物：动物油类及其制品、肥肉、全脂奶、乳酪、动物脑、动物骨髓、动物内脏、蛋黄、鱼子酱、贝类、糖、酒、巧克力、浓茶、浓咖啡、各种辛辣刺激食品以及腌制品等。

3. 注意事项

（1）应控制总热量，维持热能平衡，防止肥胖。

（2）控制脂肪与胆固醇的摄入，尤其注意降低动物性脂肪的摄入量。

（3）注意蛋白质的质量，适当增加植物蛋白，尤其是大豆蛋白。

（4）采用复合碳水化合物，控制单糖和双糖的摄入量。碳水化合物的来源应以米、面、杂粮等食物为主，尽量少吃纯糖食物及其制品。

（5）多吃蔬菜、水果，其中的食物纤维和果胶能降低人体对胆固醇的吸收。

（6）少量多餐。避免吃的过多或者过饱，不吃过于油腻和过咸的食物，每天食盐摄入量应控制在3~5克。

【食谱精选】

主食

1. 芝麻粥

材料 黑芝麻20克，粳米50克，白糖适量。

制法　先将黑芝麻洗净晒干，放于铁锅中炒熟，再磨成细末，粳米加水如常法煮粥，米开粥稠时，加芝麻、白糖，略煮即可。

功效　补肝益肾，适用于冠心病、高血压病证属肝肾阴亏症见胸闷心痛、腰膝酸软、舌质红无苔者。

用法　每天1次，可长期食用。

2. 薤白粥

材料　薤白30克，葱白2段，粳米100克。

制法　先将薤白用水煎20分钟后取药汁与米、葱白同煮，米烂为度。

功效　通阳散结、行气化痰，适用于痰湿闭阻、胸阳不振型冠心病证见胸闷痰多者。

用法　每天1次，分1~2次用完，可长期食用至症状缓解。

3. 胡萝卜海蜇粥

材料　海蜇皮60克，胡萝卜120克，粳米60克。

制法　胡萝卜削皮，洗净，切片；海蜇皮浸软，漂净，切细条备用，粳米洗净。将全部用料放入锅中，加清水适量，文火煮成粥。

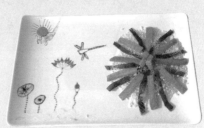

功效　清热、化痰、降压，适用于冠心病、高血压病患者。

用法　每天1次。

注意事项　脾胃虚寒者不宜食用本粥。

4. 萝卜粥

材料　白萝卜100克，粳米200克。

制法　将白萝卜洗净后切成方丁与粳米同煮，米熟烂即成。食用时可加少许白糖或冰糖调味。

功效　消积滞、化痰热、养肾气、宽胸膈，适用于痰湿痹阻型冠心病患者，对饭后诱发心绞痛者尤宜。

用法　每天食用1~2次。

5. 桃仁粥

材料　桃仁10克，粳米50~100克，砂糖适量。

制法　将桃仁捣烂如泥，加水研汁，去渣取汁同粳米、砂糖煮为稀粥。

功效　活血祛瘀、通经止痛，适用于冠心病心绞痛、高血压病患者。

用法　每天1次，作早、晚餐。

禁忌　用量不宜过大，平素大便稀薄者不宜用。

菜肴

1. 茄子烧鳝鱼

材料　紫皮茄子500克，鳝鱼250克，大蒜100克，植物油20克，葱、姜适量。

制法　将茄子洗净，去蒂，切成块；将活鳝鱼去骨、内脏，切成段。将锅烧热，加油烧六成热后再加入豆瓣酱10克，加鳝段煸干水分，加茄块、葱、姜、蒜、料酒10克和清水150克，烧至鳝熟蒜软，加酱油5克，白糖5克，即可食用。

功效 养心祛脂，适用于冠心病、高脂血症患者。

用法 佐餐，每天或隔天1次。

2. 凉拌芹菜海蜇蜇皮

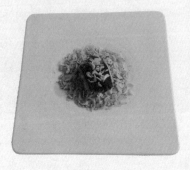

材料 芹菜250克，海蜇皮100克，海米5克，盐、醋、味精少许。

制法 将芹菜切成2厘米长段、焯水备用，把浸泡过的海蜇皮切成细丝焯水，后入海米与芹菜拌匀，加入盐、醋、味精即可。喜食甜味者也可放少许白糖。

功效 清热平肝、消积化痰、降压、扩张血管，适用于高血压患者。

用法 每星期食用2~3次。

3. 胡萝卜拌土豆

材料 胡萝卜100克，土豆150克，炒芝麻10克，葱2棵。

制法 胡萝卜、土豆切丝并用沸水焯熟，捞出滤去水分，将全部材料合在一起，加调料，撒入炒芝麻拌匀即成。

功效 健脾化痰，适用于冠心病属痰浊壅塞型症见胸闷如窒而痛、痛引肩背、气短气急、痰多、形体肥胖、食欲不振、大便偏稀者。

用法 佐餐，每天或隔天1次。

4. 木耳烧豆腐

材料 黑木耳15克，豆腐400克，花椒2克，葱、蒜及菜油适量。

制法 先将豆腐切成小方丁，把油锅烧热后，放入花椒和葱，再下豆腐翻炒，随即放入木耳，加少许水焖煮片刻，最后加入蒜和少许盐即成。

功效 益气活血通络、降脂、扩张血管，适用于气虚血瘀型冠心病患者。

用法 佐餐，每星期2次。

5. 麦冬山楂炖甲鱼

材料 甲鱼1 000克，麦门冬15克，山楂15克，生姜10克，胡椒、盐、味精适量。

制法 将甲鱼宰杀、破肚取肠洗净后，置入沙锅内，加水放入麦门冬、山楂、生姜、胡椒，用文火炖煮，肉熟烂后再放盐、味精即成。

功效 滋阴清热、益气活血，适用于心阴不足、虚火内扰型冠心病患者。

用法 佐餐，每星期1次。

6. 参枣炖蘑菇

材料 蘑菇（干品）50克，人参末3克，丹参30克，大枣10枚。

制法 将蘑菇用温水浸泡并洗净后置入沙锅内，加入人参、丹参、大枣水煮40分钟即成。

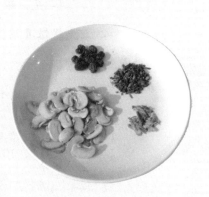

功效 补益心气、活血化瘀，适用于气虚血瘀型冠心病患者。

用法 可加少许白糖或冰糖调味，7天为1个周期。

羹汤

1. 黑白木耳汤

材料 白木耳10克，黑木耳10克，冰糖适量。

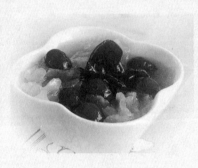

制法 将上述食材用温水泡发并洗净后放入碗中，加水及冰糖，隔水蒸1小时。

功效 活血止痛，适用于冠心病属心血瘀阻型症见胸部刺痛、时有心悸不宁、舌有瘀斑、脉沉涩者。近年来的科学实验发现，黑木耳有阻止血液中胆固醇沉积和凝结的作用，可改变血液凝固状、缓和动脉硬化，因而对冠心病和其他心脑血管疾病患者极有益处。

用法 作早餐或点心，每天1次。

2. 参耳汤

材料 人参5克，银耳15克。

制法 先将银耳用温水泡发后与切成薄片的人参同煮，约1小时银耳软烂即成。

功效 益气养阴、强心安神，适用于气血两虚、年高体弱的冠心病患者。

用法 每天1次，10天为1个周期，久服祛病延年。

3. 大枣冬菇汤

材料 大红枣15枚，干冬菇15个，生姜、花生油、料酒、食盐、味精适量。

制法 先将干冬菇洗净，红枣洗净去核；再将清水、冬菇、红枣、食盐、味精、料酒、生姜片、热花生油少许一起放入蒸碗内，盖严，上笼蒸60~90分钟。

功效 益气活血，适用于冠心病、高血压病患者。

用法 佐餐，每天1次。

生鲜饮料

1. 豆苗汁饮

材料 新鲜豌豆苗适量。

制法 将豌豆苗洗净捣烂取汁，每次饮纯汁半小杯，每天2次（可略加温水调服）。

功效 补气滋阴，适用于冠心病症见胸闷隐隐作痛、自觉心跳加快、气短、面色无华、头晕目眩者。

用法 每天1次，代茶。

2. 松叶汁

材料 幼嫩鲜松叶。

制法 鲜松叶用乳钵研磨成碎末，纱布包严后取汁。

功效 祛风活血利湿、安神定志，适用于冠心病心悸胸闷、痰湿偏重者。

用法 每天3次，空腹饮用。

3. 红桃蜜

材料 红果1 000克，桃仁60克，蜂蜜250克。

制法 先将红果洗净剔除果核备用、桃仁捣碎后用水煎去渣留汁，再把红果、桃仁汁及蜂蜜放入瓷盆并加盖，置入蒸锅内，蒸约半小时即成。

功效 活血化瘀、降脂降压，适用于血脂较高、瘀血内停的冠心病患者。长期服用可以软化血管，还能助消化、消积滞。

用法 每天2次，每次1匙。

药酒

1. 灵芝丹参酒

材料 灵芝30克，丹参30克，三七粉10克，白酒500毫升。

制法 将灵芝洗净切片，与丹参、三七一同浸入白酒中，密封容器浸泡20天即成。

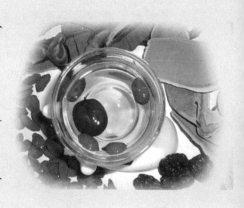

功效 益气强心、养血安神、活血化瘀，适用于瘀血内停的冠心病患者。

用法 每天2次，每次10~15毫升。

2. 延胡山丹酒

材料 延胡索50克，山楂50克，丹参50克，瓜蒌仁30克，薤白10克，白酒1 000毫升。

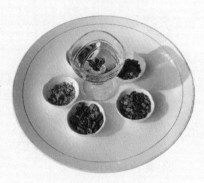

制法　将上药浸入酒中，密闭浸泡20天即成。

功效　通阳开痹，活血化瘀，理气止痛，化痰散结。适用于气滞血瘀、痰阻胸阳的冠心病患者。止痛效果明显，对冠心病心绞痛频发者效果更佳。

用法　每天2~3次，每次10毫升。疼痛发作轻微时，可随时饮用。

药茶

1. 槐花山楂茶

材料　槐花30克，山楂30克。

制法　将上药清水洗净后用滚开沸水冲泡，加盖浸泡10分钟即可饮用。

功效　活血化瘀、健胃消食、扩冠降脂，适用于瘀血停滞型冠心病患者，对血脂高、胃口不好者效果更佳。

用法　每天1料，随饮随泡，亦可加少许白糖调味。

2. 三七花茶

材料　三七花干、鲜品均可，鲜者每次15~20克，干品3~5朵。

制法　用滚开沸水加盖浸泡10分钟即成。

功效　活血化瘀止痛、扩冠降脂，适用于各型心前区刺痛者。

用法　长期饮用，可稍加白糖调味。

【一日食谱举例】

1.早餐：玉米面发糕（玉米面100克），炝拌小菜（胡萝卜75克，芹菜25克），豆浆250毫升或去脂（脱脂）牛奶250毫升。

2.午餐：馒头或米饭，木耳烧豆腐，茄子烧鳝鱼，黑白木耳汤，橙子或梨。

3.晚餐：芝麻粥，窝窝头，胡萝卜拌土豆，凉拌芹菜海蟹，槐花山楂茶。

食谱分析：本食谱功能清热平肝、消积化痰、降压、扩张血管。其中黑木耳中含有一种抑制血小板聚集的成分，可降低血黏度，使血液流动畅通，有防止冠心病的作用，有利于防止心脑血管的梗死；玉米中含有丰富的维生素A、维生素E等，具有降低血清胆固醇，有预防高血压、冠心病心肌梗死的作用。

二、心肌炎

【食疗宜忌】

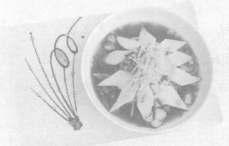

1.食品选择

（1）主食的选择：适合于心肌炎患者的主食有标准面粉、大米、玉米、小米、大豆等。

（2）肉食的选择：适合于心肌炎患者的肉食有猪肉、牛肉、鸡、鸭、鱼等。

（3）蔬菜的选择：适合于心肌炎患者的蔬菜有小白菜、洋白菜、菠菜、苋菜、油菜、番茄、胡萝卜、冬瓜等。

（4）水果的选择：适合于心肌炎患者的水果有苹果、香蕉、山楂、枣、橘子、柿子、莲子、桂圆等。

2. 注意事项

（1）忌辛辣刺激之品：辛辣刺激之品如大葱、大蒜、洋葱、芥末、生姜等可刺激心脏，使心跳加快、机体代谢提高、心肌耗氧量增加，不利于心肌炎的治疗和保护，故心肌炎患者应忌食。

（2）忌饮浓茶和咖啡：茶和咖啡中所含的茶碱和咖啡因可增加心跳频率、提高心肌收缩力，从而引起心肌耗氧量上升。

（3）忌酒：长期酗酒可直接损伤心肌，使心肌变性、功能减退，烈酒还可通过提高机体代谢、扩张血管、直接作用于心脏等方式，引起心跳加快、心肌耗氧量上升，从而对存在炎症的心肌产生更严重的损害。

（4）忌烟：对心肌炎患者而言，香烟中所含的尼古丁和香烟燃烧时产生的一氧化碳可使全身血管收缩、血红蛋白含氧量下降，致使心脏负担加重、心肌缺血缺氧，从而加剧心肌损害和心律失常等。

（5）忌腥膻发物：急性心肌炎病人应忌腥膻之品，如橡皮鱼、带鱼、蟹等。此类"发物"可助时邪疫气、酿痰生湿，从而加重心肌炎，不利于患者的早日康复。

心肌炎患者应进食易于消化而且富含维生素和蛋白质的食物，并应多选用富含钾的食物。

【食谱精选】

主食

1. 红枣鸡肉粥

材料　鸡肉150克，红枣50克，糯米100克。

制法　鸡肉切碎后与糯米、红枣一起常法煮粥。

功效　益气养心，适用于病毒性心肌炎（慢性期）。

用法　每天1次，10天为1个周期。

2. 柏子仁粥

材料　柏子仁20克，粳米150克，蜂蜜10克。

制法　将柏子仁捣烂后与粳米同煮，米熟后加入蜂蜜即成。

功效　养血安神、益胃生津，可改善患者心悸、失眠等症状。

用法　每天早晚分服。每星期食用3~4次。

菜肴

1. 清蒸北芪鲈鱼

材料　鲜鲈鱼1条，黄芪30克，莲子30克，葡萄干30克。

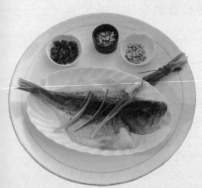

制法　莲子去心、黄芪洗净砸碎后和葡萄干一起填入洗净、去杂的鲈鱼腹中，将葱白、姜片放在鱼上，加料酒、精盐、鸡清汤，旺火蒸1小时即成。

功效　补中开胃、益气养心，适用于病毒性心肌炎证属心气亏虚者。

用法　佐餐，每星期1~2次。

2. 胡萝卜炖牛肉

材料　瘦牛肉500克，奶油50克，胡萝卜150克，马铃薯100克，洋葱50克，淀粉、胡椒粉、盐少许。

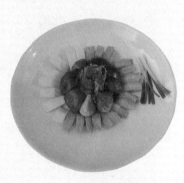

制法　将牛肉切成1寸见方的块状，加上淀粉、胡椒粉和盐拌匀备用；将胡萝卜、马铃薯切成小方丁，洋葱切片，将奶油置锅内加热后即放入牛肉翻炒成茶色，再放入胡萝卜、马铃薯和洋葱，加水文火烧煮至肉烂即成。

功效　补心气、益心血、安神定志，适用于心肌炎之乏力、心悸、失眠者。

用法　佐餐，每星期1次。

3. 玉竹炖猪心

材料　猪心1个（约250克），玉竹25克，葱、姜、盐、白糖、味精、麻油各适量。

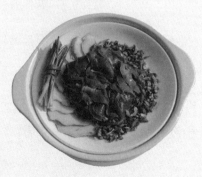

制法　先将玉竹水煎取汁，猪心剖开置入葱、姜后加入玉竹汁炖煮，待肉熟烂加入盐、糖、味精、麻油即成。

功效　补心气、益心血、安神定志，适用于心肌炎证属气血两虚型症见心悸、自汗、乏力、失眠者。

用法 佐餐，每星期食用1~2次。

羹汤

1. 当归猪心汤

材料 猪心1个，西洋参5克，当归15克。

制法 猪心洗净、剖开后放入西洋参、当归，加水炖熟，吃心喝汤。

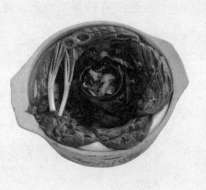

功效 养血宁心，适用于病毒性心肌炎（慢性期）。

用法 佐餐，每星期1~2次。

2. 参芪鹌鹑汤

材料 党参15克，黄芪15克，鹌鹑1只。

制法 将党参、黄芪放入去毛、去杂，并洗净的鹌鹑肚内置大碗，加水、油、盐、料酒、葱、姜适量，隔水炖2小时即成。食用时除去黄芪、党参。

功效 养心、益气健脾，适用于病毒性心肌炎证属心脾两虚症见心悸不宁、胸闷气短、面色无华、瘦弱乏力者。

用法 佐餐，每星期1~2次。

注意事项 鹌鹑含有多种氨基酸，营养丰富、味道鲜美，是粤菜中的珍品。唐代《食疗本草》说它能"补五脏，实筋骨"，实为药膳补益珍品，有人称之为"动物人参"。鹌鹑类菜肴适合高血脂、高血压、冠心病患者及孕妇、产妇、老年体弱者食用。

3. 佛手羹汤

材料 佛手10克，生姜6克。

制法 将佛手、生姜水煎取汁，加少量白糖即成。

功效 宽胸理气、止呕、止痛，适用于心肌炎之胸闷、胸痛、恶心欲吐者。

用法 每天1料，服至症状消失。

4. 香椿桑叶汤

材料 香椿叶15克，桑叶10克，白糖20克。

制法 上述3味水煎服。

功效 祛邪宁心，适用于病毒性心肌炎（急性期）。

用法 每天2~3次。

5. 油菜萝卜汤

材料 油菜30克，胡萝卜30克，野菊花30克。

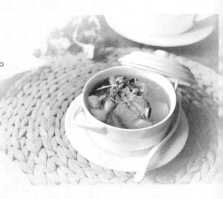

制法 上述3味水煎服。

功效 祛邪宁心，适用于病毒性心肌炎。

用法 每天1~2次。

药酒

1. 桂圆酒

材料 桂圆肉200克，白酒500毫升。

制法 将桂圆肉置入白酒中，加盖密封浸泡15天即成。

功效 养心血、益心脾、安神定志，适用于心脾两虚型心肌炎症见气短乏力、纳呆、心悸、失眠者。

用法 每次10~15毫升，每天2次。

药茶

1.花旗参茶

材料 花旗参3~6克。

制法 花旗参切片，开水泡服和水煎服，可加适量葡萄糖。

功效 益气养阴、生津安神，适用于病毒性心肌炎。

用法 代茶频饮。

2.川芎红茶

材料 川芎5克，红茶2克，红糖15克。

制法 将川芎炒黄后捣成碎末，兑入红茶和红糖后用沸水冲泡，加盖浸泡10分钟即成。

功效 活血化瘀、行气止痛，适用于心肌炎有早搏、胸闷者。

用法 每天1剂，症状消失即止。

【一日食谱举例】

1. 早餐：小米粥，馒头，黄瓜条。

2. 午餐：馒头或米饭100克，清蒸北芪鲈鱼，油菜萝卜汤，苹果或香蕉。

3. 晚餐：馒头或米饭或柏子仁粥，胡萝卜炖牛肉，花旗参茶，山楂或枣。

食谱分析：本食谱易于消化且富含维生素和蛋白质，可起到益气养心安神的作用，有利于心肌炎患者的康复。

三、风湿性心脏病

【食疗宜忌】

1. 食品选择

（1）主食的选择：适合于风湿性心脏病患者的主食有标准面粉、大米、小米、大豆等。

（2）肉食的选择：适合于风湿性心脏病患者的肉食有猪肉、羊肉、牛肉、猪心、羊心、鸡、鱼、鹌鹑蛋等。

（3）蔬菜的选择：适合于风湿性心脏病患者的蔬菜有油菜、小白菜、菠菜、苋菜、胡萝卜、番茄、韭菜、土豆、山药、洋白菜等。

（4）水果的选择：适合于风湿性心脏病患者的水果有山楂、苹果、香蕉、橘子、枣、柿子、莲子、桂圆、花生、核桃等。

2. 饮食禁忌

（1）禁食咸食：严格限制盐的摄取量，严格控制各种用盐制成的腌制品，以免造成水钠潴留，增加心脏的负担。

（2）禁食辛辣：辣椒、芥末等辛辣之品可致心率加快、心脏负荷增加。

（3）禁食咖啡、浓茶和酒：这些食品均可引起血压升高、心率加快或心律紊乱，使心脏功能受到损害。

（4）禁烟：烟中的尼古丁和燃烧时产生的一氧化碳可导致全身血管收缩、血红蛋白含氧量下降，使心肌缺氧缺血，对心脏极为不利。

3. 注意事项

（1）限制盐的摄入量，应以低盐饮食为主。

（2）进食易于消化、富于营养（以蛋白质和维生素为主）的食物。

（3）应多选用富含钾的食物，如香蕉、橘子、绿叶蔬菜等。

【食谱精选】

主食

1. 玉竹粥

材料　玉竹50克，粳米50克，冰糖30克。

制法　先将玉竹水煎约30分钟，取药汁加粳米煮至熟烂，兑入冰糖即成。

功效　滋阴、养胃、生津，适用于风湿性心脏病心悸烦热、口舌干、食欲欠佳者。

用法　每天1次，15天为1个周期。

菜肴

1. 冬瓜炒肉片

材料　冬瓜300克，瘦猪肉100克，植物油、葱、姜、蒜、味精、香油适量。

制法　将冬瓜切成块、猪肉切成片，油烧热后放入葱、姜、蒜，再放入猪肉、六成熟时加冬瓜，炒熟后加味精、香油即可。

功效　利水、益气、宁心。

用法　佐餐。

2. 虫草鸭

材料　公鸭1只，冬虫夏草5~6支。

制法　将鸭宰杀后，去毛、头、爪、内脏，用温水洗净，将虫草放在鸭肚内炖食。

功效　养心宁神。

用法　佐餐，每星期1次。

3. 炒猪心

材料　猪心150克，青椒100克，酱油10克，熟猪油适量，香油5克，湿淀粉15克，白糖5克，黄酒5克，盐、味精适量。

制法　将猪心切成长5厘米、宽2厘米的片，青椒切成菱形。猪心加盐、湿淀粉10克拌匀上浆。将猪油烧至五成热时把猪心放入，炸至八成熟捞出，再将锅内留少量油，放入青椒快炒数下，加入酱油、黄酒、白糖，把炸好的猪心倒入，加入味精、湿淀粉略炒，淋上香油即成。

功效　养心血、益心气，适用于风湿性心脏病倦怠乏力、心悸、失眠者。

用法　佐餐，每星期食用2~3次。

4. 狗肾参归汤

材料　狗肾1个，党参、当归各15克。

制法 取狗肾剔净切片，党参、当归用纱布包好，放沙锅内加水适量煮汤，熟后去药渣加油、盐调味服食。

功效 益气养血、宁心安神，适用于风湿性心脏病有心跳加快、失眠等症状的患者。

用法 每星期食用2~3次。

羹汤

1. 莲子龙眼汤

材料 莲子肉50克，龙眼肉15克，冰糖30克。

制法 将莲子用水煮至半熟，再加入龙眼肉，待莲子熟软后加入冰糖即成。

功效 补气养血、安神定志，适用于风湿性心脏病心悸失眠比较严重者。

用法 每晚睡前食用。

2. 玉竹膏

材料 玉竹250克，白糖适量。

制法 将玉竹洗净，以凉水泡发后加适量水煎煮，每20分钟取药液1次，加水再煎，共3次，将3次煎液合并，再用文火煎煮、浓缩，加白糖300克混匀，晒干压碎，装瓶备用。

功效 清热滋阴，用于阴虚性风湿性心脏病、肺源性心脏病患者，还可治疗冠心病、心功能衰竭等疾病。

用法 每次10克，开水冲化，每天3次。

药茶

葵盘茶

材料 葵花盘1个。

制法 将葵花盘洗净，切成4块，每次1块，水煎15分钟即可。

功效 祛风胜湿、安神定志，适用于风湿性心脏病二尖瓣狭窄者。

用法 每天2次。长期代茶饮用。

【一日食谱举例】

1. 早餐：玉米面发糕（玉米面100克），鸡蛋1个，豆浆250毫升或牛奶250毫升。

2. 午餐：馒头或米饭，冬瓜炒肉片，素炒洋白菜，香蕉或橘子。

3. 晚餐：玉竹粥，馒头或米饭，炒猪心，山楂或莲子、桂圆。

食谱分析：本食谱易于消化、富于营养，可起到养心血、益心气、安神志的功效。

四、心力衰竭

【食疗宜忌】

1.食品选择

（1）主食的选择：适合于心力衰竭患者的主食有标准面粉、大米、玉米、大豆等。

（2）肉食的选择：适合于心力衰竭患者的肉食有瘦猪肉、牛肉、猪心、羊心、鸡、鸭、淡水鱼、鸡蛋（每天不超过1个）、牛奶等。

（3）蔬菜的选择：适合于心力衰竭患者的蔬菜有苋菜、竹笋、土豆、胡萝卜、番茄、香菇、韭菜、芋头等。

（4）水果的选择：适合于心力衰竭患者的水果有香蕉、苹果、枣饼、核桃、花生、杏仁、桂圆、莲子等。

2. 注意事项

（1）适宜食用的食物：大米、面粉、小米、玉米、高粱、各种豆类、豆腐、豆浆、鸡鸭肉、猪牛肉、植物油、淡水鱼、脱脂牛奶、鸡蛋、鸭蛋、含钠量低的蔬菜、各种新鲜水果、醋、胡椒、葱、姜、咖喱、淡茶、淡咖啡等。

（2）忌食或少食的食物：各种面包、饼干、油条、油饼、发酵点心、豆腐干、霉豆腐、腊肉、肉松、奶油、咸鱼、熏鱼、海鱼、咸蛋、松花蛋、乳酪、咸菜、酱菜、菠菜、卷心菜、芹菜、葡萄干、水果糖、味精、食盐、酱油、番茄酱、汽水、啤酒等。

【食谱精选】

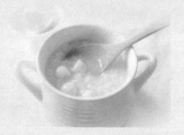

主食

1. 莲子粥

材料 莲子15克，糯米100克，红糖适量。

制法 将莲子加适量水浸泡30分钟，洗净研细后与糯米、红糖同时放入沙锅内烧煮，煮沸后改用小火煮至米烂粥稠为度。

功效 健脾益气、宁神增智，用于充血性心力衰竭证属心脾气虚症见心悸、乏力、失眠、下肢轻度浮肿等者。

用法 作早餐，每天1次。

2. 冬瓜粥

材料 新鲜连皮冬瓜100克，粳米100克。

制法 将冬瓜洗净、切成小块，加水约400毫升，大火煮沸后小火煎30分钟，取冬瓜汤约100毫升。加水300毫升与糯米同煮。

功效 利小便、消水肿，用于充血性心力衰竭证属阳虚水泛症见全身浮肿、腰酸尿少、心跳加快、面色青紫者。

用法 作早餐，每天1次，食至水肿消退。

菜肴

1. 猪心炖大枣

材料 猪心1个（约200克），大枣15枚。

制法 将猪心剖开后纳入大枣，用细线扎好，置入碗内加水，用蒸锅蒸约1小时即成。

功效 补心气、益心血、强脾胃、安神志，适用于心力衰竭气血两虚、心悸失眠者。

用法 每星期食用1~2个猪心。

2. 糖渍龙眼

材料 龙眼肉200克，白糖50克。

制法 将龙眼肉和白糖放入碗中，上笼蒸约40分钟后，晾干装入瓶中备用。

功效 补心脾、益气血，适用于心脾两虚型的心力衰竭患者。

用法 每次10克，每天3次。

羹汤

赤豆鲫鱼汤

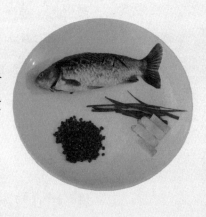

材料 鲜鲫鱼250克，赤小豆50克。

制法 先将赤小豆浸泡2小时，鲫鱼破肚去肠、刮净鱼鳞入沙锅，兑入赤小豆，文火煮至豆软烂即成。

功效 健脾益气、利尿消肿，适用于心力衰竭肢体浮肿者。

用法 每星期食用1~2次。

生鲜饮料

椰子汁

材料 鲜椰子汁、白糖。

制法 用滚沸开水兑入鲜椰汁和白糖。

功效 益气、生津、利尿，适用于心力衰竭肢体浮肿、口干不欲饮者。

用法　每次适量，代水饮用。

药茶

人参茶

材料　红参9克，绿茶15克，五味子6克，麦门冬15克，甘草9克。

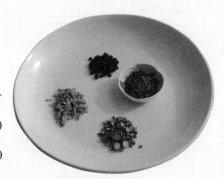

制法　①将红参打碎，麦门冬切成小长条与五味子、绿茶、甘草加清水600毫升，浸泡30分钟。②将上药和水倒入陶罐，加热煮沸20～30分钟，用纱布过滤，取汤液备用。③将残渣加水400毫升，煮沸30分钟，取过滤药液。将前后两次药液合并备用。

功效　大补心气、强心救脱，用于急性心力衰竭证属心阳暴脱症见心跳加快、气喘、口唇指甲颜色青紫、四肢冷汗出、神志淡漠、不能平卧者。

用法　代茶频饮。

【一日食谱举例】

1. 早餐：牛奶250毫升或豆浆250毫升，鸡蛋1个。

2. 午餐：面条，猪心炖大枣，素炒胡萝卜丝，赤豆鲫鱼汤。

3. 晚餐：莲肉粥，椰子汁，糖渍龙眼。

食谱分析：本食谱可以起到补心气、益心血、利尿的功效。

五、心律失常

【食疗宜忌】

1. 食品选择

参照"心肌炎"。

2. 注意事项

饮食有节，不宜过饱，以清淡饮食为宜，忌烟酒等辛辣之品。

【食谱精选】

主食

1. 柏子仁粥

材料 柏子仁15克，粳米100克，蜂蜜适量。

制法 将柏子仁与粳米加水约800毫升同煮粥，待粥将成时，兑入蜂蜜适量稍煮即可。

功效 养心安神、润肠通便，适用于各型心律失常证属血不养心症见虚烦不眠、惊悸怔忡、神疲头晕、健忘等者。

用法 每日1次，分早、晚温热服。

2. 桂圆粥

材料 桂圆肉15克，红枣5枚，粳米100克，红糖适量。

制法 将桂圆肉、红枣、粳米、红糖放入沙锅内，加水约700毫升，采用小火烧至沸腾，再煮10分钟，见粥稠厚即可停火。

功效 补心养血、开胃益脾、安神益智，适用于各型心律失常证属心血不足症见心悸、心慌、失眠健忘、神疲乏力、体质虚弱等者。

用法 每日1次，晨起、空腹与睡前各服1次。

3. 酸枣仁粥

材料 酸枣仁50克，糯米100克，白糖适量。

制法 ①将酸枣仁洗净、捣碎，置于不锈钢锅内，加水约500毫升。②以大火煎沸后，小火煎30分钟，取酸枣仁汤约100毫升。③酸枣红渣加水400毫升，大火煎沸后，小火煎30分钟，约100毫升。④将两次酸枣仁汤混合加入粳米，再加水600毫升，煮粥，粥成时加入适量白糖调匀备用。

功效 养心安神、敛汗，适用于各型心律失常证属心神不宁症见易受惊恐、心悸不宁、坐卧不安、口干、面色萎黄等者。

用法 每日1次，分早、晚空腹温服。

4. 阿胶糯米粥

材料 阿胶15克，糯米50克。

制法 ①将糯米洗净，加水500毫升，常法煮粥。②阿胶捣碎备用。③粥煮成时，放入捣碎的阿胶，边煮边搅匀，稍煮二三沸即可。

功效 滋阴补血，适用于各型心律失常证属心血不足症见头晕、心悸不安、面色无华、神倦懒言、饮食减少等者。

用法 每天1次，3天为1个周期，间断服用。

5. 生地黄粥

材料 鲜生地黄150克，粳米50克，冰糖适量。

制法 ①将鲜生地黄洗净，捣烂，用纱布包裹，挤汁20~30毫升。②将粳米、冰糖同入沙锅内，加水500毫升，煮成稠粥后，将生地汁冲入，改用小火，再煮沸即可。

功效 清热凉血、滋阴生津，适用于各型心律失常证属心阴不足症见心悸怔忡、头晕耳鸣、少寐多梦、舌质红、脉细数者。

用法 每天1次，分2~3次稍温服食。

菜肴

豆豉酱猪心

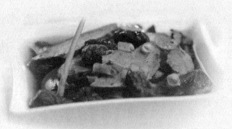

材料 猪心500克，豆豉30克，葱、姜、酱油、面酱、麻油各适量。

制法 将猪心洗净、切片，与豆豉、葱、姜、酱油同入锅中，加水适量，小火煨炖至猪心熟烂，淋上麻油即成。

功效 补气养血、醒脾开胃，适用于气血亏虚型心律失常者。

用法 佐餐。

注意事项 猪心的蛋白质含量是猪肉的2倍，而脂肪含量仅为猪肉的1/10。此外，还含有较多的钙、铁、维生素等成分。现代营养学认为：猪心可加强心肌营养，增强心肌收缩力；豆豉营养丰富，又因经过发酵，许多营养物质易于消化吸收，具有除烦安神、帮助消化等功效。

羹汤

1. 红枣炖羊心汤

材料　羊心1个（洗净切块），红枣15枚。

制法　加水适量煲汤，用食盐调味服食。

功效　补气养血、宁心安神，适用于气血亏虚型心律失常者。

用法　当菜佐餐，随意食用。

注意事项　红枣益气养血、宁心安神。现代药理研究发现：红枣对中枢神经系统有一定的抑制作用，从大枣中分离出的某些黄酮类物质具有镇静催眠作用；羊心能养心安神，还有较好的抗心律失常作用。

2. 百合鸡蛋汤

材料　百合60克，鸡蛋黄2只。

制法　将百合加水煎取汁，再将鸡蛋黄2只打匀加入，加糖煮熟。

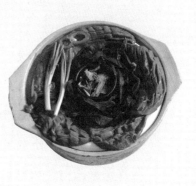

功效　养心宁神，适用于轻症病态窦房结综合征患者。

用法　每天2次。

3. 参归腰片汤

材料　人参15克，当归15克，猪腰3只，黑木耳5克。

制法　①猪腰剖开，去净筋膜，顺长削几刀成鸡冠片，泡入清水中。②人参、当归置搪瓷锅中，加清水400毫升，煮沸3分钟，捞去参、归，浓缩药液至50毫升。③木耳用温水泡发，洗净。④锅内放清水烧开，投入腰片汆至色发白（八成熟），捞出，沥干水，备用。⑤另用锅放入清汤800毫升，加入药液、木耳，烧开撇去浮沫，加料酒、盐及味精调味，将腰片倒入锅内，加调味品、撒上葱花即成。

功效 补益气血、安神增智，适用于心肌炎后遗症心动过缓证属心气不足症见心悸怔忡、自汗气短、倦怠乏力、头晕胸闷等者。

用法 佐餐，每天2次。

注意事项 这道汤品出自《本草纲目》引昆山神济大师方，用于治疗心气不足所致的怔忡自汗证。服本汤忌与中药五灵脂、皂荚同用，且不宜喝茶、吃萝卜。

药酒

1. 缓脉酒

材料 鹿茸5克，低度白酒500毫升。

制法 ①将鹿茸切成薄片，洗净晾干。②将酒倒入干净的坛中，将鹿茸片放入酒中浸泡15天，每天至少搅拌2次。

功效 温补心阳，用于窦性心动过缓和病态窦房结综合征证属于心阳虚弱症见心悸胸闷、面色苍白或青紫、神疲乏力、畏寒肢冷、舌质淡、苔白、脉沉缓者。

用法 每天3次，每次10毫升，分早、中、晚服用。

注意事项 鹿茸甘、咸，温，善补肾阳。饮用此酒时，要注意从小量开始，缓缓增加，切忌骤用大量，以免伤阴动血或阳升风动。

2. 宁心酒

材料　桂圆肉50克，桂花10克，白糖20克，低度白酒500毫升。

制法　将桂圆肉、桂花、白糖一同放入白酒瓶中，加盖密封，15天后开始饮用。

功效　益气养血、宁心安神，适用于气血亏虚型心律失常患者。

用法　每天2次，每次10毫升。

注意事项　桂圆肉营养丰富，含有蛋白质、脂肪、复合碳水化合物、粗纤维等，还含有胡萝卜素、维生素、胆碱等多种活性成分。中医认为，桂圆肉有补益心脾、养血安神的功效，与开胃醒脾、矫味的桂花一同制成药酒，若能经常饮用，可改善心动过缓等自觉症状。

药茶

1. 桂圆洋参茶

材料　桂圆肉30克，西洋参6克，白糖3克。

制法　将3味放入带盖的碗中，置锅内隔水反复蒸成膏状。

功效　补气养心，适用于早搏证属于心气不足者。

用法　每天1匙，开水冲调，代茶徐饮之。

2. 茉莉花茶

材料　茉莉花、石菖蒲各6克，清茶10克。

制法　上药共研粗末，沸开水冲泡。

功效　理气化湿、安神，适用于失眠多梦、心悸健忘等患者。

用法 每天1次，随意饮用。

3. 柏子仁茶

材料 炒柏子仁15克，绿茶5克。

制法 将柏子仁、绿茶放入茶杯中，沸水冲泡。

功效 养心安神、润肠通便，适用于血虚所致的心悸、失眠多梦、便秘等疾病患者。

用法 代茶饮用。

【一日食谱举例】

1. 早餐：小米粥，玉米面发糕（玉米面100克），黄瓜条，鸡蛋1个。

2. 午餐：豆豉酱猪心，参归腰片汤，馒头或米饭，桂圆洋参茶，香蕉。

3. 晚餐：西芹菜炒百合，柏子仁粥，馒头或米饭，桂圆。

食谱分析：本食谱可起到养心安神、补气养血、醒脾开胃的作用，有利于心律失常患者的康复。

六、心血管神经官能症

【食疗宜忌】

1. 食品选择

参照"心肌炎"。

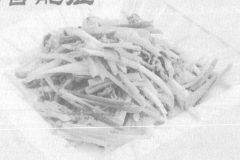

2. 注意事项

调整饮食结构，少食辛辣、生冷、肥厚油腻之品。

【食谱精选】

主食

1. 小麦粥

材料 小麦60克，粳米100克，大枣5枚。

制法 ①小麦洗净，加水500毫升，大火煮沸后改小火煮30分钟，捞出小麦取汁约250毫升。②在小麦汁中加入粳米、大枣，加水适量煮粥即成。

功效 养心神、补脾胃、止虚汗，用于心血管神经官能症证属心气不足症见心悸怔忡、失眠、精神恍惚等者。

用法 每天1次，随时温热食用。

2. 桂圆粥

材料 桂圆肉15克，红枣5枚，糯米100克，红糖适量。

制法 ①桂圆肉用温水浸泡10分钟。②将桂圆肉、红枣、粳米、红糖放入沙锅内，加水约700毫升，采用小火烧至沸腾后再煮10分钟，见粥稠厚即可。

功效 补心养血、安神益智，适用于心血管神经官能症证属心血不足症见心悸、心慌、神疲乏力、失眠健忘、体质虚弱者。

用法 每天1次，晨起空腹与睡前各食用1次。

3. 桑椹红枣粥

材料 鲜桑椹30克，红枣10枚，百合30克，粳米100克，冰糖适量。

制法 将桑椹、红枣、百合放入锅中，加水煎，去渣取汁与淘洗干净的粳米一同煮粥，加入冰糖。

功效 滋养肝肾、清心安神，适用于心血管神经官能症证属肝肾阴虚者。

用法 每天1次，早晚分食。

注意事项 鲜桑椹擅长滋补肝肾、养阴补血、润肠通便；红枣健脾养血安神；百合清心安神，含有淀粉、蛋白质、脂肪、钙、磷、铁及少量维生素、生物碱，为滋补妙品，补益而兼清润，补无助火、清不伤正，内有虚火之衰弱者最适宜。以上三味与糯米煮粥后，对肝肾阴虚兼有心火的心血管神经官能症患者最适宜。

菜肴

1. 玫瑰花烤羊心

材料 鲜玫瑰花50克（或干花），羊心250克，精盐少。

制法 将玫瑰花放入锅内，放入精盐，烧煮10分钟左右，冷却后备用。把羊心切成小块穿在烤扦上，然后蘸取玫瑰花盐水，烤熟，趁热吃。

功效 疏肝解郁、宁心安神，适用于心血管神经官能症证属肝郁气滞者。

用法 当菜佐餐，随意食之。

2. 葱油橘皮萝卜丝

材料 青葱（连葱白）5根，新鲜橘皮50克，白萝卜500克，香菇50克。

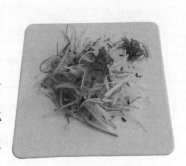

制法 ①橘皮切丝；香菇用沸水冲泡，浸渍片刻，洗净后切成丝条状。将上述两种食材放入碗中，加适量精盐浸渍。②白萝卜去皮切成丝；青葱洗净，切成葱花，撒在萝卜丝上。③炒锅置火上，倒入植物油烧至八成热，取一小勺浇在青葱上。④锅留底油，烧热后，下入香菇丝、橘皮丝，炒均匀后倒入盘内，加味精、麻油，拌均匀即成。

功效 疏肝理气、化痰安神，适用于心血管神经官能症证属肝郁气滞者。

用法 当菜佐食。

注意事项 新鲜橘皮可理气化痰宽胀；青葱、白萝卜可行气宽胀；香菇健脾养胃。以上四味合用，对肝郁气滞引起的心跳加快、腹胀有辅助治疗效果。

3. 枸杞子蒸鸡

材料 枸杞子15克，老母鸡1只，精盐适量。

制法 将枸杞子放入洗净去内脏的鸡腹内，腹朝上，加入清汤、精盐，蒸1小时即成。

功效 滋养肝肾、益气安神，适用于肝肾阴虚型心血管神经官能症患者。

用法 当菜佐餐。

注意事项 枸杞子擅长滋补肝肾、养血明目，与老母鸡同炖后，滋补效果更佳。肝肾阴虚型心血管神经官能症常表现为腰膝酸软、耳鸣、失眠多梦、头晕目眩、五心烦热、舌红少苔。

羹汤

1. 莲子银耳汤

材料 鲜莲子30克，干银耳10克，鸡清汤1 500毫升。

制法 ①银耳在温水中泡1小时，去根，洗净杂质，盛入一大碗内，加清汤1 500毫升，隔水蒸，将银耳蒸透后取出。②鲜莲子剥去青皮和一层嫩白皮，勿去莲心，用开水浸泡备用。③烧开鸡清汤，加入料酒、盐、白糖、味精各适量调味。④将银耳、莲子装入碗内，注入鸡清汤即可。

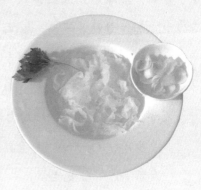

功效 清心宁神、补中强志，适用于心血管神经官能症证属阴虚火旺症见心悸不宁、心烦憋气、失眠多梦、时感胸痛、乏力气短者。

用法 佐餐或单独食用，每日分早晚2次食用。

2. 红枣莲子汤

材料 莲子50克，红枣10枚，白糖适量。

制法 用温水将莲子浸泡后入锅中加水适量，大火煮沸后改小火慢炖1小时，再放入红枣、白糖，煮至莲子酥烂即成。

功效 补益心脾，适用于心脾两虚型心血管神经官能症患者。

用法 早晚分2次食用。

注意事项 心脾两虚型心血管神经官能症表现为心跳加快、失眠、眩晕健忘、神疲乏力、食欲不振、腹胀便溏、面色萎黄、女性月经量少。

药茶

桂圆茶

材料 桂圆肉30克，冰糖适量。

制法 将桂圆肉洗净后放锅中，加适量水，大火煮沸后改小火煮20分钟加冰糖，搅拌溶解即成。

功效 补益心脾、益气养血，适用于心脾两虚型心血管神经官能症患者。

用法 早晚分2次服。

注意事项 本方适用于久病体虚、年老及产后虚弱者，症见心跳加快、健忘、失眠。临床观察证实，桂圆肉与冰糖合用，对心血管神经官能症引起的心跳加快有特殊功效。

【一日食谱举例】

1. 早餐：豆浆250毫升或牛奶250毫升，玉米面发糕（玉米面100克），鸡蛋1个。

2. 午餐：红枣蒸鸡，莲子银耳汤，馒头或米饭，枣或香蕉。

3. 晚餐：桂圆粥，葱油橘皮萝卜丝。

食谱分析：葱油橘皮萝卜丝疏肝解郁，化痰安神。桂圆、莲子、银耳养心安神。晚餐宜少，以利于安眠。

血压的高低与心脏的健康之间关系密切，往往互为因果。过高或过低的血压，都会加重心脏的负担而导致相应的心脏病；而心脏功能的异常，也会使血压发生"偏差"。这里介绍的食疗方法，主要针对——

血压异常类疾病

一、高血压

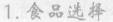

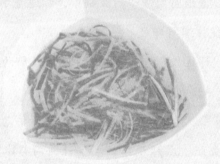

1.食品选择

（1）主食的选择：适合于高血压患者的主食主要有燕麦、荞麦、玉米、甘薯、大豆、绿豆、大麦、小米等杂粮。

（2）肉食的选择：适合于高血压患者的肉类食品主要有牛肉、瘦猪肉、鸭、鸡、兔、鱼、蛋、海参、淡菜等。

（3）蔬菜的选择：适合于高血压患者的蔬菜主要有苦瓜、芹菜、番茄、荠菜、马兰头、大蓟、小蓟、油菜、菠菜、苋菜、小白菜、洋白菜、韭菜、山药、土豆、茄子、茭白、冬瓜、蒜、大葱、洋葱、海带、香菇、银耳等。

（4）水果的选择：适合于高血压患者的水果主要有山楂、苹果、猕猴桃、枣、香蕉、菠萝、柿子、西瓜、荸荠、桑椹、葡萄、核桃、花生、葵花子、柠檬等。

2. 饮食禁忌

（1）忌过多食盐：高血压患者要养成淡食的习惯，每天食盐摄入量在6克以下，5克以下更好。研究表明，钠盐与高血压病之间有密切的关系。据文献报道，有效限制钠盐的摄入可降低血压达20~30 mmHg，是高血压病治疗中所必须采用的基础治疗方法。

（2）忌暴饮暴食：早餐吃七八分饱，午餐可以吃八分饱，蔬菜尽可能多吃，晚餐较清淡、宜六七成饱。暴饮暴食可损伤脾胃，而致脾运失司，痰湿内生；而肝阳上亢者，则有肝阳扶痰上扰清窍、痰浊蒙蔽清窍之虑，易发生中风。所以高血压患者应忌暴饮暴食。

（3）忌高热量食物：经常过量进食油腻食物，如猪肉、奶油、黄油、巧克力、冰激凌、奶酪、油炸鸭（鸡）、电烤鸡（鸭）、烤乳猪、油条等，因其可致消化不良、痰浊内生、血气阻滞，进而造成风痰瘀阻，甚至卒中身亡。

（4）忌烟：香烟中所含有害物质尼古丁，能刺激心脏、加快心跳频率，并使肾上腺增加儿茶酚胺释放，从而引起全身血管的收缩使血压升高。

（5）忌酗酒：高血压患者能否饮酒一直是人们关心和争论的问题。现代研究证明：少量饮酒有扩张血管、活血通脉、助药力、增食欲、消疲劳的功效，有利于高血压病的治疗。但是，长期大量饮用烈性酒可损伤动脉壁，从而加速动脉硬化使高血压病难以控制。

（6）忌浓茶：高血压病患者忌饮浓茶，尤其是忌饮浓烈红茶。因为浓茶中所含的茶碱量高，可以引起大脑兴奋，引发不安、失眠、心悸等不适，从而使血压上升。但是饮清淡绿茶则有利于高血压病的治疗。

3. 注意事项

（1）限制食盐，增加钾盐的摄入：高血压患者每天摄盐量以5~6克为宜，食谱中钾与钠的合适比例为1.5∶1；可多食用香蕉、橘子、花生、大豆以及各种豆制品等食物。

（2）注意补钙、镁：高血压患者除肾结石外，每天应供给1克钙，可食用脱脂奶、豆制品等。患者也要多食用富含镁的食物，如香菇、苋菜、菠菜、豆制品、虾米、桂圆等。

（3）提高膳食中锌与镉的比值：注意补锌限镉，多食用豆类、坚果类食品。

（4）注意限制热量：选用低脂肪、低胆固醇的食物，控制体重。

（5）进食优质蛋白质：蛋白质供给一般不宜严格限制，最好是鱼类和大豆蛋白。

（6）戒烟限酒：高血压患者应戒除烟酒，茶和咖啡等饮料也不宜太浓；多吃水果、蔬菜以及含纤维素比较多的食物，注意补充维生素C和维生素B_6。

【食谱精选】

主食

1. 莲子粥

材料 莲子15克，糯米30克，红糖适量。

制法 将莲子、糯米一同放入沙锅中，加水适量煮沸后改小火，煮至黏稠为度。

功效 补益心肾，适用于高血压证属肾精亏损型症见耳鸣、眩晕、失眠多梦、腰膝酸软、健忘、脉细无力者。

用法 早晚服食。

2. 首乌大枣粥

材料 何首乌50克，粳米100克，大枣9枚，冰糖适量。

制法 先将何首乌放在沙锅或搪瓷器皿内浓煎，去渣取汁后放入粳米、大枣，加入适量水，大火煮沸后改为小火，煮至粳米开花、粥液黏稠，然后放入冰糖搅匀。

功效 育阴潜阳、平肝熄风、养血安神，适用于高血压证属阴虚阳亢症见眩晕耳鸣、腰膝酸软、五心烦热、头痛健忘、舌质红、苔薄、脉弦细数者。

用法 早晚服食，需长期食用。

3. 菊花粥

材料 黄菊花（鲜）5朵，粳米100克，白糖10克。

制法 先将菊花瓣用清水漂洗干净，粳米煮成粥时将菊花和白糖兑入，再煮10分钟即成。

功效 清热平肝、益胃生津、降压，适用于肝火上炎型高血压症见面红目赤、头晕头痛、耳鸣烦热、口干口苦者。

用法 每天食用至症状缓解。

4. 玉米山药粥

材料 玉米粉150克，山药100克。

制法 先将玉米粉用少量冷水调糊备用，将切成小块的去皮鲜山药用水煮软，再倒入玉米糊不断搅拌，待黏稠后即成。

功效 补益肝肾、调中开胃、通便利水。药理研究证实：玉米有降血脂作用，且为粗纤维食品可以通便，久食可预防高血压；佐以滋补肝肾、健脾利湿之山药，适用于各型高血压患者。

用法 长期食用，可以稍加白糖调味。

菜肴

1. 海带爆木耳

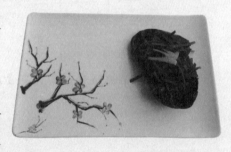

材料 水发黑木耳250克，水发海带100克，蒜1瓣，葱、酱油、盐、白糖、味精、植物油、香油适量。

制法 将海带、黑木耳洗净，各切丝，备用。植物油烧热，爆香蒜、葱花，倒入海带丝、木耳丝，急速翻炒，加入酱油、精盐、白糖、味精，淋上香油即可。

功效 安神降压、活血化瘀，适用于各型高血压。

用法 佐餐，每天1次。

2. 牛肉炒油菜

材料 瘦牛肉50克，油菜200克，食油15克，酱油15克，盐、糖、料酒、葱、姜、淀粉少许。

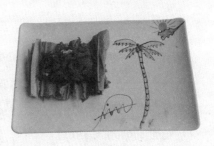

制法 将油菜切成寸许长的小段，瘦牛肉切成薄片后用酱油、料酒和淀粉拌匀、备用。将油锅烧热后把油菜炒至半熟盛出，再加油爆炒牛肉，最后放入油菜，加糖、盐即成。

功效 益肝补肾、降血压，适用于多型高血压病。

用法 佐餐，每星期2~3次。

3. 鸭掌豆腐皮

材料 鸭掌50克，豆腐皮50克，香油20克，酱油6克。

制法 将鸭掌去粗皮、洗净，豆腐皮清水发涨、切成丝，入锅、加水5 000毫升，大火煮沸后改小火煨至鸭掌烂熟后加香油、味精、酱油即成。

功效 降血压，适用于遗传性高血压、高血压合并左心室肥大者。

用法 佐餐，每天1次。

注意事项 研究表明，遗传性高血压患者及其子女缺乏苯丙氨酸，经临床验证，每天补充1克苯丙氨酸，连续6个月，可使遗传性高血压合并左心室肥大向正常的方向转化。鸭掌富含苯丙氨酸（每100克含1 236毫克）豆腐皮也富含苯丙氨酸（每100克达2 396毫克）。动物性蛋白和植物性蛋白中苯丙氨酸搭配，更易为人体消化吸收。每天吃1份，连续吃6个月至1年。

4. 荠菜拌豆腐

材料 荠菜250克，豆腐100克，香油10克，姜末、盐、味精少许。

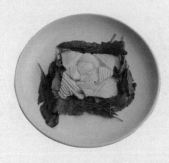

制法 豆腐切成小方丁用开水稍烫、盛在盘内，将荠菜用开水焯后切成碎末，均匀撒在豆腐上，加盐、味精、姜末，淋上香油即成。

功效 平肝明目降压，适用于各型高血压。

用法 每星期食用2~3次，久食见效。

5. 夏枯草煲猪肉

材料 夏枯草20克，瘦猪肉50克。

制法 先将夏枯草水煎20分钟，滤除药渣用药汁炖煮瘦猪肉，肉熟烂后加少许盐即成。

功效 滋肝阴、清肝热、平肝阳，适用于肝阴虚之高血压患者。

用法 每星期食用3~4次，连续3星期为1个周期。

羹汤

1. 淡菜豆腐鱼头汤

材料 淡菜150克，豆腐2块，大鱼头1个，生姜1片，盐少许。

制法 将上述材料放入沙锅内加清水适量，猛火烧开后改中火煲2小时，加盐调味即可。

功效 清热、降压，适用于肝阳上亢型高血压症见头晕头痛、耳鸣、少寐多梦、口苦、口干、舌红者。

用法 佐餐，每星期2~3次。

2. 银叶红枣绿豆汤

材料 鲜银杏树叶30克，红枣10枚，绿豆60克，白糖适量。

制法 将银杏树叶、绿豆洗净，红枣用温水浸泡片刻并洗净，将切碎的银杏树叶放入沙锅内、加水2碗，小火烧开20分钟，捞弃树叶加入红枣、绿豆、白糖1勺，继续煮1小时至绿豆熟烂。

功效 养心气、补心血、降血压、解暑热，适用于高血压、冠心病患者。夏秋炎热季节食之最宜。

用法 作早餐，每日或隔日1次。

3. 雪羹汤

材料 荸荠60克，海蜇头30克。

制法 将荸荠洗净去皮，海蜇头用清水反复漂洗去除盐分，然后将两物用清水炖煮20分钟即成。

功效 清热化痰、降压。研究证实，海蜇头原液有降低血压、扩张血管的作用，荸荠具有清热化痰之功，两者合用最适宜于痰涎壅盛、体形肥胖的高血压患者。

用法 可稍加糖、醋调味，每星期食用3次，连续食用4星期。

4. 米须翠衣香蕉汤

材料 玉米须、西瓜皮、香蕉各适量。

制法 将上三味一起放入沙锅中，加适量水煮汤。

功效 滋阴平肝、清热除烦，适用于原发性高血压患者。

用法 温热饮服，宜常食。

5. 绿豆决明大枣汤

材料 绿豆150克，决明子20克，大枣10枚。

制法 用文火煮约1小时即成。

功效 清热明目、通血脉、降血压，适用于二期高血压病伴大便干结难解患者。夏暑季节食用最宜。

用法 去渣喝汤，每星期食用3~4次。

6. 银耳山楂羹

材料 银耳20克，山楂糕或山楂片40克，白糖1匙。

制法 将银耳洗净后用冷水浸泡1天，待全部发透后洗净，与山楂、白糖一同放入沙锅内，炖至银耳烂、汁稠成羹即可。

功效 滋阴养胃、强心补血、润肺降压、降血脂，适用于高血压、心血管疾病患者。

用法 作早餐或点心，每星期2~3次。

7. 清脑羹

材料 银耳10克，炒杜仲10克，冰糖50克。

制法 先将银耳用温水浸泡1小时后备用。将炒杜仲水煎30分钟，取汁与银耳共煮至银耳熟烂时兑入冰糖即可。

功效 滋补肝肾、强壮腰膝。银耳有降低血脂、软化血管之功，配合具有降压、强壮筋骨之杜仲，适用于肝肾阴虚、头晕腰酸膝软的老年人高血压者。

用法 每天食用1次，久食可延年益寿。

生鲜饮料

1. 生白萝卜汁

材料 生白萝卜1 000克，蜂蜜20克。

制法 ①将生白萝卜洗净，连皮切碎绞取汁，装入瓶中并置冰箱保存备用，也可以现吃现绞汁用。②食用时再加入蜂蜜。

功效 降压、减肥，适用于高血压，尤其适宜痰湿型高血压（表现为高血压兼见肥胖）者。

用法 代茶频饮，每星期2~3次。

注意事项 在服用补药期间禁止食用，否则降低补药的药效。鲜白萝卜富含维生素C，吃萝卜要连皮生吃，因为萝卜皮含维生素C和钙，并且生吃有效成分不被破坏。中医认为"胖人多痰"，萝卜味甘、辛，辛辣之味可以化痰，萝卜中含有的木质素、纤维素能促进肠蠕动。所以萝卜有减肥和降压的功效，蜂蜜对心血管有保护作用。

2. 甜瓜汁

材料 甜瓜500克，蜂蜜30克。

制法 将甜瓜洗净榨取汁。再将蜂蜜加入甜瓜汁中，装瓶后置于冰箱中。

功效 降压、降黏，用于高血压合并脑血栓、高黏血症者。

用法 代茶饮用。

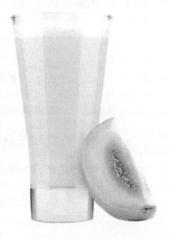

3. 玉米须茶

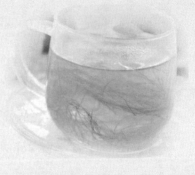

材料　玉米须25克，白开水200毫升。

制法　①将玉米须晒干，备用。②每次用干玉米须25克放杯中，白开水冲泡20分钟即可。

功效　利尿降压，用于治疗高血压肾病或肾性高血压。

用法　代茶频饮，每星期2~3次。

注意事项　肾病多尿期禁用。玉米须有降压利尿作用，还有利胆（治疗胆红素结石）和降胆固醇作用。

4. 荠前茶

材料　荠菜（鲜）30克，车前子15克。

制法　将荠菜用清水漂洗干净，车前子用纱布包好，用水煎煮约20分钟，去渣饮水。

功效　利尿降压，适用于各型高血压，浮肿者效果最佳。

用法　每天1料，肿消即停。

5. 莲心茶

材料　莲子心5克。

制法　用滚开沸水冲泡即可。

功效　清心安神、降压强心，适用于阴虚肝阳上亢型高血压，对心烦、心悸、失眠者有辅助治疗作用。

用法　每天晚饭后饮用1次。

6. 山楂二花茶

材料 山楂、金银花、菊花各25克。

制法 先用清水将上药冲洗干净，用滚开沸水冲泡、加盖浸泡10分钟即可。

功效 清热平肝、健胃消食、降脂、降压，适用于肝阳上亢、肝火上炎型高血压。

用法 每天1料，多次浸泡，1天内服完。

药酒

补益杞圆酒

材料 枸杞子150克，桂圆肉200克，白酒1 000毫升，白糖100克。

制法 将枸杞子、桂圆肉、白糖浸入酒内，密封浸泡20天即可饮用。

功效 滋肝阴、益心脾、通血脉，适用于气血两虚、肝阴亏损但内热不明显的老年性高血压患者。

用法 每次10~15毫升，每天2次，早晚空腹饮用。

【一日食谱举例】

1. 早餐：燕麦粥（燕麦50克），黄瓜条，馒头。

2. 午餐：米饭，海带爆木耳，牛肉炒油菜，淡菜豆腐鱼头汤，猕猴桃或苹果。

3. 晚餐：荞麦面条，玉米粥，荠菜拌豆腐，拌黄瓜，生白萝卜汁，鸭梨或山楂。

　　食谱分析：燕麦为心脑血管疾病患者首选的主食。海带味甘、咸，性寒，有利尿作用，可用于预防和治疗高血压。玉米有降血脂作用，且为粗纤维食品可以通便，久服可预防高血压。萝卜有减肥和降压的功效，配合有类似作用的其他食品食用降血压效果非常好。本食谱滋肝阴、清肝热、平肝阳、安神降压。

二、低血压

【食疗宜忌】

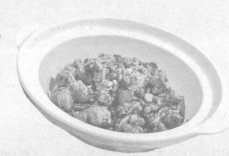

1. 食品选择

　　（1）主食的选择：适合于低血压患者的主食主要有标准粉、大豆、糯米、小麦、高粱等。

　　（2）肉食的选择：适合于低血压患者的肉类食品主要有含有"造血原料"的食物，如猪肝、蛋黄、牛奶、鱼虾、贝类、海参等；还有含有胆固醇多的脑、蛋、奶油、鱼卵、猪骨等。

　　（3）蔬菜的选择：适合于低血压患者的蔬菜主要有韭菜、茴香、茼蒿、青辣椒、刀豆、扁豆、香菜、蒜苗、生姜、葱等。

　　（4）水果的选择：适合于低血压患者的水果主要有莲子、花生、大枣、桑椹、板栗等。

2. 注意事项

　　（1）宜控制水分和水果的摄入量：水分和水果摄取过量时，体质容易转变而造成低血压。

（2）忌使用精制盐：摄取自然盐可使交感神经的紧张性回复正常；否则会引起矿物质的代谢紊乱，减弱基础体力。

（3）忌白糖食品：白糖会使人体组织弛缓，造成身心无气力的体质。

（4）宜少摄取动物性蛋白食品：此类食品会减弱胃肠功能，影响低血压的疗效。

（5）宜吃以胚芽米、蔬菜类为主的食物，且应充分咀嚼。

【食谱精选】

主食

1. 鸡汁粥

材料　母鸡1只，糯米100克。

制法　将母鸡剖洗干净、浓煮鸡汁，取原汁适量与糯米100克煮粥。

功效　补虚益气、强健身体，适用于低血压、贫血及其他虚证患者。

用法　早晚温热服食。

2. 小麦红枣粥

材料　小麦40克，糯米80克，红枣5枚，桂圆肉15克，白砂糖适量。

制法　将小麦洗净、加热水浸泡30分钟，糯米及红枣洗净备用，将桂圆肉切成细粒。把小麦、粳米、红枣、桂圆肉共入沙锅，加适量清水煮粥，粥熟后加入适量白砂糖搅匀调味。

功效　养心益脾、清热安神，适用于低血压见自汗盗汗、妇女脏躁、烦热失眠等症状者。

用法　温热服，每天3次，连续食用5天为1个周期。

注意事项　内有实热及感冒者忌食。

3.红枣羊肉粥

材料　羊胫骨2根，大枣20枚，糯米100克，食盐、味精适量。

制法　将羊胫骨敲碎，大枣洗净去核，两者与洗净的糯米共入沙锅，加适量清水煮成稀粥，粥熟后加少量食盐、味精调味。

功效　补气健脾、养血益胃、壮骨固齿，适用于治疗低血压、贫血、小儿牙齿生长缓慢等病证。

用法　温热服食，每天1料，早晚各半。

4.龙眼红枣粥

材料　龙眼肉15克，红枣5枚，粳米50克，红糖适量。

制法　将龙眼肉温水浸泡5分钟，与洗净的粳米、红枣共入沙锅，加适量清水煮粥，粥熟后停火焖10分钟，加入适量红糖搅匀。

功效　滋阴润肺、补气养肾，适用于气阴两虚型低血压症见心悸气短、口干心烦、头晕目眩、疲乏无力、舌质淡红等症者。

用法　温热服食，每晚1次，常食为佳。

注意事项　内有实热者忌食。

5.首乌粥

材料　大米50克，红枣2枚，何首乌25克，红糖适量。

制法　常法煮粥，半熟时加何首乌，煮熟后加红糖适量，早晚热食。

功效　补气健脾，适用于各型低血压患者。

用法　食7~15天后可间隙2~3天再食，常食有效。

6. 南瓜大枣粥

材料　南瓜250克，小米50克，红枣10枚。

制法　将南瓜、大枣洗净，与淘洗干净的小米同入锅中，加水适量，大火煮沸后改小火煮成稠粥，用红糖少许调味即成。

功效　补中益气、升提血压，主治中气不足型低血压。

用法　早晚分食。

注意事项　南瓜性温味甘，具有较好的补中益气作用。老南瓜含淀粉、钙、铁、胡萝卜素，嫩南瓜维生素C及葡萄糖含量较丰富。南瓜与大枣、小米煮粥，若能经常食用，对中气下陷型低血压有辅助治疗的功效。

菜肴

1. 白木耳炖肉

材料　白木耳15克，瘦猪肉50克，红枣10枚。

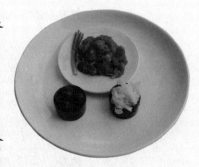

制法　将白木耳泡发，加瘦猪肉、红枣，炖熟后食用。

功效　养阴益气补虚，适用于低血压、贫血及其他虚证患者。

用法　佐餐，每星期2~3次。

2. 枸杞肉丝

材料 熟青笋、枸杞子各100克，精猪肉250克，黄酒适量。

制法 精猪肉切细丝，熟青笋切丝，先炒肉丝和笋丝，熟时加黄酒，加调味品，再放枸杞翻炒，淋上麻油即可。

功效 补虚健体，适用于各种慢性病患者。

用法 佐餐，每星期2~3次。

3. 肉桂炖鸡肝

材料 鸡肝1具，肉桂2克，生姜3片。

制法 将鸡肝、肉桂洗净，放入碗内，加生姜3片及适量清水，加盖入锅，隔水将鸡肝炖熟，加少量食盐及味精搅匀调味。

功效 补气壮阳，适用于气阴两虚型低血压症见心悸气短、头晕出汗、四肢发凉且乏力、舌质淡、胸闷怕冷、精神不振、易疲乏等者。

用法 每天食1料，温热时喝汤吃鸡肝，常食为佳。

4. 红枣板栗鸡

材料 红枣15枚，板栗150克，土鸡1只（1 000克左右），料酒、酱油适量。

制法 土鸡宰杀后，将鸡肉切成块，大火爆炒后加料酒、酱油，再加水1 000毫升，煮沸后加红枣、板栗，小火焖熟。

功效 补肝肾、升血压，适用于脾肾虚的低血压患者。

用法 佐餐，每星期1~2次。

注意事项 脾胃湿热（大便不爽，舌苔黄腻）者禁用。板栗可以养胃健脾、补肾强筋、活血止痛、止咳化痰，是治疗肾虚腰痛无力的要药。大枣性质平和，能培补脾胃，为调补脾胃的常用食品，能补充多种维生素和蛋白质。

5. 鹿茸鸡蛋

材料 鹿茸0.3克，鸡蛋1个。

制法 将鹿茸研成细末，再将鸡蛋顶敲一个小孔，填入鹿茸末，封好孔，置饭锅上蒸熟即成。

功效 温补肾阳、升提血压，适用于肾阳虚弱型慢性低血压患者。

用法 每天早上吃1个鹿茸蛋，连吃7~15天。

注意事项 鹿茸为"东北三宝"之一，含有磷酸钙、碳酸钙、胶质、蛋白质及极少量的卵泡激素雌酮，具有升血压功效。中医认为，鹿茸为温补肾阳之要药，对肾阳虚、畏寒怯冷、腰膝酸软、夜尿增多、男子阳痿、女性性欲减退者有补肾壮阳的功效。中老年人不宜常吃、久吃，一定要适可而止。

羹汤

1. 洋参瘦肉汤

材料 西洋参（切片）6克，茯苓12克，麦门冬15克，五味子6克，生姜3片，瘦猪肉100~150克。

制法 先把上述药物放入沙锅内加水浸泡20分钟，武火煮沸后入瘦肉，文火炖煮30分钟左右，加精盐和味精适量。

功效 滋阴补肾，主治低血压。

用法　每天1料，分两次喝汤食用，连用5~7天。

2. 人参莲子羹

材料　红参6克，莲子10克，冰糖20克。

制法　将红参（切片）、莲子（洗净，不去心）与冰糖放入茶杯内，加适量清水加盖，在锅中隔水蒸熟（冰糖蒸化，莲子蒸软）。

功效　升血压，主治心律不齐。

用法　每天早晨1次饮下，人参、莲子嚼服，连吃15天。

注意事项　中老年人多有血压低而又心律不齐。人参有强心升压作用，莲子中的莲心为治心律不齐的要药。

生鲜饮料

韭菜汁

材料　鲜韭菜500克，红糖10克。

制法　将鲜韭菜洗净、捣烂，绞取汁液，再入红糖，搅化即成。

功效　温胃升压，适用于胃脘冷痛而又有血压低者。

用法　每次1小杯，每天1次。

注意事项　韭菜性热，有温胃散寒止胃疼痛的功效。配红糖散寒而不伤胃，且助韭菜温阳升压。所以有慢性胃病、胃脘冷痛而又血压低者最适宜。胃火重、口中有异味、口渴、食欲亢进、舌红苔黄者禁用。

药酒

1.人参荔枝酒

材料　红参30克，荔枝肉1 000克。

制法　将红参切片，与荔枝肉（鲜荔枝去核）一起泡入2 500毫升白酒，密封。每天摇动数次，5天后即可饮用。

功效　温养心阳、升血压，适用于心阳虚型低血压患者。

用法　每天早、晚空腹饮50毫升，至血压恢复正常后再饮用1个星期。

注意事项　红参性温，荔枝性热，合用可补心阳、升血压。心阴虚咽燥舌红者禁用。

2.羊藿酒

材料　淫羊藿100克，白酒500克。

制法　将淫羊藿切成约3.3厘米长，装入盛有白酒的瓶中，盖紧瓶塞，密封。每天摇动数次，促使药物溶解，7天后可饮用。

功效　温补肾阳、升提血压，适用于肾阳虚弱型慢性低血压患者。

用法　每天空腹饮用10~20毫升。

注意事项　肾阳虚弱型低血压表现为面色苍白、神疲腰酸、畏寒怕冷、四肢不温、小便频数、舌质淡苔白。中药淫羊藿善于温补心肾，现代药理研究发现，淫羊藿配合白酒后升血压的作用更为明显。不善饮酒者可用低度米酒浸泡后饮用。本药酒方对兼有性欲减退、手足不温者尤为适宜。

药茶

1. 参桂茶

材料　红参6克，肉桂10克。

制法　将人参切片、肉桂研成粗末，共放入茶杯中，用开水冲泡，加盖，20分钟后即可饮用。

功效　温阳补气，适用于治疗长期节食减肥引起的低血压。

用法　代茶饮用。

注意事项　易"上火"之人禁用。

2. 参麦饮

材料　西洋参6克，麦门冬10克，五味子10克。

制法　将上述三味同入沙锅，加水250毫升，大火煮沸后再小火煎20分钟，取第一次煎液。剩下的药渣再加水150毫升，如上法煎药液，合并两次煎液。

功效　益气养阴、升血压，适用于治疗各种低血压，尤其适宜于气阴两虚的低血压。

用法　代茶饮。

3. 升压茶

材料　肉桂、桂枝、炙甘草各9克。

制法　将上述三味中药共为细末，放入茶缸中，白开水冲泡，加盖，15分钟后即可饮用。可续水数次（边泡边饮）。

功效　振奋阳气、升血压，适用于阳气不足的低血压患者。

用法　每日晨起开始当茶用，每天饮1料，严重者可上、下午各饮1料。

注意事项　高血压者禁用。

【一日食谱举例】

1. 早餐：豆浆250毫升或牛奶250毫升，玉米面发糕（玉米面100克）或面包（100克），鸡蛋1个。

2. 午餐：馒头或米饭，白木耳炖肉，枸杞肉丝，人参莲子羹。

3. 晚餐：馒头或米饭，龙眼红枣粥，红枣板栗鸡，参桂茶。

食谱分析：本食谱可补气、补肝肾、升高血压。

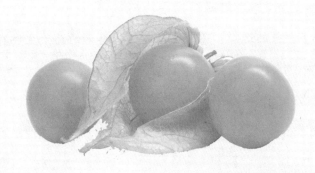

心、脑、血管三者，是人体的重要组成部分，它们在正常情况下互相联系，在病变状态下互相影响，以至于医生们常将心脑血管病作为一个整体加以考虑和研究。以下介绍的食疗方法主要用于——

血管疾病

动脉硬化

【食疗宜忌】

1. 食品选择

（1）主食的选择：动脉硬化患者主食的选择基本上与高血压病患者相同，应多食玉米、燕麦、荞麦、甘薯、大豆、绿豆、大麦、小米、标准粉、糙米等。

（2）肉食的选择：适合于动脉硬化患者的肉类食品主要有牛肉、瘦猪肉、海参、淡菜和蚕蛹等。

（3）蔬菜的选择：适合于动脉硬化患者的蔬菜主要有芹菜、萝卜、茄子、冬瓜、蒜、葱、洋葱、香菇、木耳、银耳、紫菜、海带等。

（4）水果和坚果的选择：适合于动脉硬化患者的水果主要有山楂、枣、苹果、香蕉、猕猴桃、桃、桑椹、柿、莲子、花生、核桃、葵花籽、柠檬等。

2. 饮食禁忌

（1）忌晚餐时间太晚：有人研究，晚餐时间过晚、吃厚味和难以消化的食物，会促进胆固醇在动脉壁上沉积。因此，许多学者都主张晚餐应早吃，并且宜清淡。

（2）忌晚餐过量：晚间人的基础代谢率高，各种消化酶的分泌增多，食物容易消化和吸收；同时晚上的活动量少，能量消耗少，若进食过多，易转化成脂肪使人发胖。因此，晚餐摄入的热量应不超过全天总量的30%。

（3）限制总热量：凡体重超标、并有甘油三酯升高者，应限制膳食中的总热量。

（4）忌食胆固醇含量高的食物：蛋黄、猪脑、猪肝、松花蛋、鲤鱼、蟹黄、猪腰子、鱼子、奶油、鱼肝油等含胆固醇高的食物，平时应忌食或少食。

（5）忌过多甜食：碳水化合物如蔗糖、果糖等，对甘油三酯的含量有一定的影响。有人在饲养动物时，用蔗糖代替淀粉，可使动物的血胆固醇和甘油三酯均增高。在某些脂肪摄入量较高的国家和地区，当糖用量增加时，冠心病的发病率也增高。

（6）忌偏食：提倡混合饮食以广泛吸收维生素及微量元素，维生素C、维生素B_6、维生素B_{12}、硫酸锌对预防和治疗冠心病有辅助作用。全谷类、豆类及坚果中含有铬、锰，能预防动脉硬化。碘能防止脂质在动脉壁上沉着，多吃海带对预防冠心病有好处。大蒜、洋葱也有良好的降血脂作用，切忌挑食及单吃加工精制的食品。

（7）忌盲目节食：长期限制饮食体内缺糖，葡萄糖转变成α-磷酸甘油不足，使肝脏和脂肪中的α-磷酸甘油下降，导致甘油三酯合成减少，而胆固醇并不受糖代谢的影响，仍然升高。故盲目节食或限制饮食，会造成营养不良，从而损害身体或使病情加重。

（8）忌烟酒：据观察，吸烟者中密度脂蛋白低于正常人，而中密度脂蛋白不仅能使胆固醇不易在动脉中沉积，还可以消耗和运送动脉壁上的胆固醇到肝脏分解，促使动脉硬化斑块消退。长期饮酒者也可诱发血脂升高，并可使心肌中脂肪增加，从而使心脏功能减弱、心脏肥大。特别是长期大量饮啤酒的人，心脏容易出现这种变化，医学上称为"啤酒心"。

（9）忌多饮咖啡：过多饮用咖啡会使血中胆固醇增高，从而加重病情，对已患有高血压、冠心病和动脉硬化的人危险性更大。据研究：每天喝1~4杯咖啡的人，血中胆固醇的浓度比不喝咖啡的高5%；喝上9杯，则高11%，故忌多饮咖啡。

（10）忌过饮浓茶：喝茶好处很多，常饮浓茶却有害，会加重病情。

3. 注意事项

（1）要有合理的膳食结构，饮食适量，不宜过多、过饱，力戒暴饮暴食。

（2）限制总热量，尤其应限制脂肪、胆固醇及糖的摄入量。多食富含蛋白质的食物（如鱼类、豆类及其制品）。食用低胆固醇、低糖膳食，以控制体重。年过40岁若血脂不高，也应避免食用过多的动物性脂肪及高胆固醇食物；若血脂过高，应食用低胆固醇、低动物脂肪食物。食用富含维生素（如蔬菜、水果等）、纤维素（如糙米、杂粮、蔬菜、水果等）的食物。尽量以豆油、菜油、玉米油、麻油等为食用油。但是，不宜长期吃素。

（3）适量喝茶，茶叶能降低血清胆固醇的浓度，增强血管弹性及渗透性，可预防动脉硬化。

（4）提倡戒烟、禁酒。

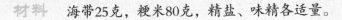

【食谱精选】

主食

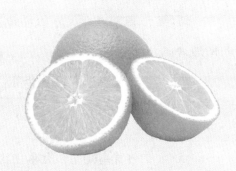

1. 海带粥

材料　海带25克，粳米80克，精盐、味精各适量。

制法　海带水发，与粳米共煮粥，加精盐、味精调味服食。

功效　化痰祛湿、软化血管，适用于动脉粥样硬化。

用法　作早餐，每星期2~3次。

2. 山楂粥

材料　山楂40克，粳米120克，白糖适量。

制法　将山楂洗净、拍碎，加水500毫升，大火煮沸后改小火煎煮60分钟，去楂取汁。将粳米加入山楂汁，再加清水300毫升左右煮粥，粥将成时加白糖即成。

功效　健脾胃、消食积、降血脂、散瘀血，适用于动脉硬化、高脂血症证属痰湿内阻症见神困乏力、形体肥胖、舌苔厚腻、脉濡滑者。

用法　作早餐，每天1次。

3. 银耳粥

材料　银耳干品10克，糯米100克，冰糖50克。

制法　将泡发好的银耳与糯米同煮，用文火煮至糯米软烂，兑入冰糖即成。

功效 滋阴益气、宁心安神、润肺生津，适用于气阴两虚的动脉硬化患者。

用法 每天早餐或晚餐食用。

4.首乌粥

材料 何首乌60克，大枣10枚，粳米100克，红糖10克。

制法 先将何首乌水煎取汁去渣，与粳米、大枣同煮，待米熟烂后兑入红糖即可食用。

功效 补气血、益肝肾、降血脂，适用于肝肾亏损型动脉硬化患者。

用法 每天早餐或晚餐1次长期服食。

5.葛根粥

材料 鲜葛根粉30克，粳米100克。

制法 将上述两味加水煮粥。

功效 升阳，适用于动脉粥样硬化头晕目眩者。

用法 每天早晚食用。

菜肴

1.猪肉炒洋葱

材料 洋葱150克，瘦猪肉50克，酱油、味精、植物油、盐各适量。

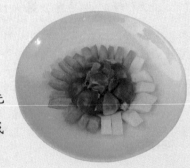

制法 ①先将猪肉洗净，切丝；洋葱洗净，切丝。②将植物油少许倒入锅内烧至八成

热，放入猪肉翻炒，再将洋葱下锅与肉丝同炒片刻，倒入各种调料翻炒即成。

功效 健脾胃、消积食，适用于动脉粥样硬化、冠心病患者。

用法 佐餐，每星期2次。

2. 香菇炒芹菜

材料 水发香菇50克，芹菜50克，香干50克，食油少量，盐、味精、淀粉适量。

制法 将芹菜切成寸段，香菇、香干切成丝，将锅烧热后加油，把芹菜翻炒2~3分钟后加入香菇、香干炒匀，加盐、味精，最后淋上淀粉汁，翻炒几下即成。

功效 清热平肝、降压、降脂，适用于肝阳上亢型动脉硬化患者。

用法 佐餐，每星期2~3次。

3. 绿豆芽炒兔肉丝

材料 兔肉90克，绿豆芽250克，生姜、麻油各少许。

制法 兔肉洗净、切丝，用精盐、白糖、白酒、芡粉等腌好；生姜洗净，刮皮，切丝；起油倒入锅，放入兔肉丝炒至刚熟，取出；另起油锅，下姜丝、绿豆芽、盐，炒至七成熟，加入兔肉同炒片刻，调味，加麻油。

功效 补中益气、清热解毒，适用于动脉粥样硬化、冠心病的辅助治疗。

用法 佐餐，每星期1~2次。

4. 醋花生

材料 花生仁（连衣）500克，醋适量。

制法 花生仁用醋浸泡7天以上，每天搅动1次。

功效 软化血管，适用于动脉粥样硬化。

用法 每晚睡前嚼食3~5粒，连服数天。

5. 红黄两件

材料 番茄150克，马铃薯100克，酱油、植物油、葱、姜、盐、味精各适量。

制法 将番茄、马铃薯切片，把油烧热后先煸炒葱、姜，再放入番茄略翻炒，即入马铃薯，炒熟后加入盐、味精即成。

功效 健脾和胃、平肝凉血、生津止渴、降胆固醇、降压，适用于各型动脉硬化。

用法 佐餐，每隔2~3天食用1次。

6. 海参汤

材料 水发海参50克，大枣5枚，冰糖10克。

制法 先用清水把海参炖烂，再加入大枣、冰糖炖15分钟即成。

功效 补肾益精、养血润燥、健脾益气，适用于气阴不足、脾肾两虚之动脉硬化患者。海参有"海中人参"之誉，久食能厚肠胃、益精血。

用法 每天清晨空腹食用。

7. 红糖核桃仁

材料 核桃仁30克，桃仁3个，红糖5克。

制法 将核桃仁、桃仁捣碎混匀，兑入红糖。

功效 益肾补脑、活血化瘀，适用于肾虚兼血瘀型动脉硬化患者。

用法 咀嚼吞服，每天2次，连续食用3个月。

羹汤

1. 豆腐紫菜兔肉汤

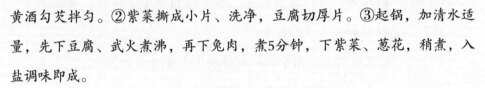

材料 兔肉60克，嫩豆腐4块，紫菜30克，葱花少许。

制法 ①兔肉洗净切薄片，加盐、黄酒勾芡拌匀。②紫菜撕成小片、洗净，豆腐切厚片。③起锅，加清水适量，先下豆腐、武火煮沸，再下兔肉，煮5分钟，下紫菜、葱花，稍煮，入盐调味即成。

功效 补中益气、化痰利水，适用于动脉粥样硬化、肥胖属脾虚症见形体肥胖、体倦多痰、眩晕、自觉心跳加快等者。

用法 佐餐，每星期1~2次。

2. 双耳汤

材料 白木耳20克，黑木耳20克，冰糖10克。

制法 将白木耳、黑木耳用温水发泡，除去杂质、用清水洗净，加冰糖、水适量，隔水蒸1小时，待木耳熟透出锅。

功效 滋阴润肺、补肾健脑，适用于动脉粥样硬化、高血压，症见健忘痴呆、腰痛酸软、遗精乏力者。

用法 喝木耳汤，分早晚2次食用。

3. 紫海汤

材料 海藻、海带、紫菜，按5∶5∶1比例配置。

制法 加水炖煮，软烂即成。

功效 软坚化瘀、散结消瘿、降压、降血脂，适用于肥胖痰多的动脉硬化患者。

用法 喝汤吃菜，每日3次，每次5汤匙。

4. 银耳冰糖羹

材料 银耳15克，冰糖50克，鸡蛋1个。

制法 银耳煮烂熟，冰糖溶化，加蛋清和少量水搅匀，煮沸去沫，倒入银耳，起锅时加香油少许服食。

功效 益气养阴，适用于动脉粥样硬化体质虚弱者。

用法 每天1次，连服7天为1个周期。

5. 双耳冰糖羹

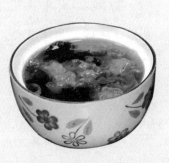

材料 黑木耳10克，银耳10克，大枣10枚，冰糖50克。

制法 将双耳用温水泡发1小时后，与大枣炖1小时，加入冰糖即成。

功效 强心补肾、滋阴养血、健脾益胃、软化血管、降低血脂，可防治动脉硬化。

用法 每天早餐空腹食用。

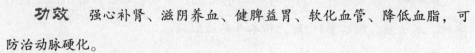

生鲜饮料

1. 猕猴桃苹果汁

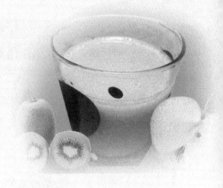

材料　苹果400克，猕猴桃300克，蜂蜜30克。

制法　将苹果、猕猴桃榨汁去渣，兑入蜂蜜即成。

功效　补心益气、健脾开胃、养血安神、润燥散瘀、降低胆固醇，适用于各型动脉硬化患者。

用法　每次30克，每天饮2次。

2. 芹菜苹果汁

材料　芹菜300克，苹果400克，盐、胡椒各适量。

制法　选叶梗深绿的芹菜切段，苹果切块，两料同放入果汁机内，随喜好加水打汁，滤过后加盐和胡椒调味即可。

功效　利尿、降压，用于预防动脉硬化。

用法　代茶频饮，连饮7~10天为1个周期。

药酒

香檬蜜酒

材料　香菇50克，柠檬3个，蜂蜜50克，白酒2 000毫升。

制法　将柠檬切片与香菇、蜂蜜共浸入酒中，密封，15天后即可饮用。

功效 益气除风、和血活血、化痰、降脂、降压，用于防治动脉硬化。

用法 每次10~15毫升，每天2~3次。

药茶

1. 银杏叶茶

材料 银杏叶5克。

制法 将银杏叶揉碎放入保温杯，用沸水冲泡，盖焖半小时后饮用。

功效 益心、化湿，适用于防治冠状动脉粥样硬化性心脏病、高血脂。

用法 代茶饮用。

2. 菊花乌龙茶

材料 菊花10克，乌龙茶3克。

制法 用滚开沸水冲泡，加盖浸泡5分钟即可。

功效 清肝热、降压、降脂，用于防治动脉硬化。

用法 代茶每天饮用。

3. 山楂决明花茶

材料 草决明15克，山楂15克，菊花5克。

制法 将上药用滚开沸水浸泡于保温杯内，置30分钟。

功效 清肝热、降血压、除血脂，久服可防治动脉硬化。

用法 代茶长期饮用，久必受益。

【一日食谱举例】

1. 早餐：豆浆250毫升或去脂（脱脂）牛奶250毫升，玉米面发糕（玉米面100克），炝拌小菜（胡萝卜75克、芹菜25克）。

2. 午餐：猪肉炒洋葱，香菇芹菜，海参汤，馒头或米饭，猕猴桃苹果汁。

3. 晚餐：绿豆芽炒兔肉丝，山楂粥，玉米面发糕，银耳冰糖羹。

食谱分析：本食谱可健脾胃、消积降脂、保护血管。

附：中风后遗症

【食疗宜忌】

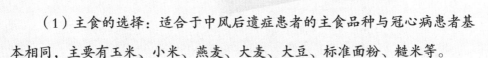

1. 食品选择

（1）主食的选择：适合于中风后遗症患者的主食品种与冠心病患者基本相同，主要有玉米、小米、燕麦、大麦、大豆、标准面粉、糙米等。

（2）肉食的选择：适合于中风后遗症患者的肉类食品主要有牛肉、瘦猪肉、鸡、鱼、兔、海参、淡菜、海蜇等。

（3）蔬菜的选择：适合于中风后遗症患者的蔬菜主要有芹菜、萝卜、番茄、茄子、洋葱、蒜、紫菜、海带、木耳、银耳、香菇等。

（4）水果和坚果的选择：适合于中风后遗症患者的水果主要有苹果、枣、香蕉、猕猴桃、荸荠、核桃、葵花籽等。

2. 注意事项

（1）饮食以清淡、少油腻、易消化、低盐、低糖为原则。

（2）戒烟限酒，吸烟与饮酒是中风复发的危险因素和重要诱因。

（3）注意天气变化，预防感冒和中暑。

（4）适当饮水，中风患者大多对口渴不敏感，因此要养成适当的饮水习惯。特别在早上起床及白天进行各种运动后，要注意饮水，保证血液中水分含量的相对衡定状态。

（5）培养乐观愉快的情绪，以保持良好的精神状态。

（6）要抓紧时机，积极治疗，同时配合针灸、按摩理疗等综合疗法和适当的功能锻炼以期及早进行康复。

【食谱精选】

主食

1. 天麻桑菊粥

材料 天麻10克，桑椹20克，菊花10克，小米100克。

制法 先煎天麻、桑椹约40分钟，后下菊花再煎10分钟，去除药渣后加小米同煮，米熟烂为度。

功效 滋补肝肾、平肝熄风潜阳，适用于肝肾阴虚型的中风偏瘫、口眼歪斜。

用法 每天1次，可加少许冰糖后食用。

2. 栗子桂圆粥

材料 栗子10个（去壳用肉），桂圆肉15克，粳米50克，白糖少许。

制法 先将栗子切成碎块，与米同煮成粥，将熟时放桂圆肉，食用时加白糖少许。

功效 补胃、通脉、强筋，用于辅助治疗中风后遗症。

用法 可做早餐，或不拘时食用。

3. 枸杞羊肾粥

材料 枸杞子30克，羊肾1个，羊肉50克，粳米50克，葱、五香粉适量。

制法 将羊肾、羊肉片与枸杞子并入作料先煮20分钟，下米煮粥即可。

功效 益气、通脉、补虚，可辅助治疗中风后遗症。

用法 每天1~2次，温热食用。

菜肴

1. 番茄牛肉

材料 番茄50克，牛肉100克，卷心菜150克，盐4克，味精少许，料酒3毫升。

制法 先将番茄切成块，牛肉切成薄片，卷心菜切成大片。用旺火将牛肉加水烧开，加入料酒，炖至肉烂再加入番茄、卷心菜，待菜熟后加入盐和味精即成。

功效 补脾胃、益气血、强筋骨，牛肉蛋白质含量高、脂肪少，有温补脾胃之功效，配以具有凉血平肝作用的番茄、卷心菜，适用于各型中风后遗症。

用法 每天三餐均可配合主食佐餐用。

2. 天麻焖鸡块

材料 母鸡1只（约1 500克），天麻15克，水发冬菇50克，鸡汤500毫升，调料适量。

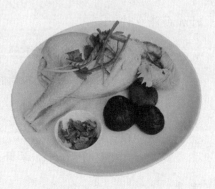

制法 ①将天麻洗净、切薄片，放碗内，上蒸笼蒸10分钟取出；鸡去骨，切成3厘米大小的方块，过油、捞出备用。②将葱、姜用油煸出香味，加入鸡汤和调料，倒入鸡块，文火焖40分钟；入天麻片，5分钟后淀粉勾芡。

功效 平肝熄风、养血安神，用于中风偏瘫、肢体麻木等症。

用法 每天1次，佐餐用。

羹汤

1. 葛粉羹

材料 葛粉250克，荆芥穗50克，淡豆豉150克。

制法 将葛粉捣碎成细粉末，再制成面条；把荆芥穗和淡豆豉用水煮六七沸，去渣取汁，再将葛粉面条放入淡豆豉汁中煮熟。

功效 滋肝、祛风开窍，适用于中风、言语謇涩、神志不清、手足不遂、中老年人脑血管硬化者，并能预防中风。

用法 佐餐，每天1次。

2. 黄芪猪肉羹

材料　黄芪30克，当归、枸杞子各10克，大枣10枚，瘦猪肉100克。

制法　将瘦猪肉切片与上药同煮约1小时，加盐调味即成。

功效　滋阴助阳、补气活血，适用于中风后半身不遂、手足麻木者。

用法　去除药渣，食肉饮汤，每天早晚各1次。

3. 牛蹄筋当归汤

材料　牛蹄筋、当归各50克，葱、生姜、精盐、味精适量。

制法　将牛蹄筋剔除杂肉，和当归一起放入沙锅，摆上葱节、姜片，注入清水适量，文火炖至蹄筋酥烂后，拣出当归、葱节、姜片，加入精盐、味精调味后即可食用。

功效　养血活络、补肝强筋，用于中风后遗症患者。

用法　食筋饮汤，每天1料，1次服完，15天为1个周期。

4. 乌鸡汤

材料　雌乌鸡1只，料酒、食盐各少许。

制法　将雌乌鸡去毛、洗净，入酒、盐，加水常法烧煮。

功效　活血通络，对于中风偏瘫效果佳。

用法　分3次食用，可伴葱、姜食。

5. 海带决明汤

材料　海带30克，草决明30克。

制法　先将海带浸泡数小时，洗净后加水与草决明同煮，以海带煮烂为度。

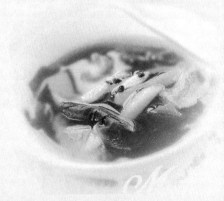

功效 清肝明目、降脂降压，适用于高血压病属肝阳上亢型型患者，并有预防中风的作用。

用法 可加少许调味品，早晚食用。

6. 双耳汤

材料 银耳10克，木耳10克，草决明10克，冰糖30克。

制法 先用冷水将银耳、木耳浸泡4~6小时，将发开后的双耳与用纱布包好的草决明用文火炖煮1~2小时，待双耳熟烂后取出草决明纱包，加入冰糖即成。

功效 滋阴平肝潜阳，长期服用可降压、降脂、明目，适用于阴虚阳亢型的中风病者。

用法 早晚各食用1次。

生鲜饮料

1. 芹菜汁

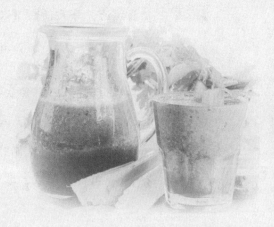

材料 芹菜。

制法 将芹菜洗净后绞碎取汁。

功效 预防脑血栓。

用法 每次饮1小杯，每天2次。

2. 生柿子汁

材料 青柿子数枚，牛奶或米汤适量。

制法 将青柿子洗净后榨取汁液，兑入牛奶或米汤，加少许白糖即成。

　　功效　滋阴清热、平肝潜阳，适用于高血压有中风先兆的患者。

　　用法　每次50毫升，每天饮3次。

药酒

白花蛇酒

　　材料　白花蛇1条，天麻、防风、五加皮、羌活各30克，白酒2 000毫升。

　　制法　将药物放入白酒中浸泡20天即成。

　　功效　祛风活络、强筋壮骨，适用于中风半身不遂者。

　　用法　每次15毫升，早晚空腹各饮1次。

药茶

1.松叶茶

　　材料　干松叶与绿茶等量。

　　制法　将干松叶捣碎与绿茶混匀，用沸水冲泡即可。

　　功效　清肝益肾、降脂降压，适用于中风后血压、血脂偏高者。

　　用法　代茶长期饮用可防止再次中风。

2.槐花茶

　　材料　槐花适量。

　　制法　将槐花用开水泡。

功效　预防脑血栓。

用法　代茶频饮，每天1料。

【一日食谱举例】

1. 早餐：栗子桂圆粥，玉米面发糕，鸡蛋1个。

2. 午餐：番茄炒牛肉，双耳汤，馒头或米饭，苹果或枣。

3. 晚餐：茼蒿炒萝卜，面条，黄芪猪肉羹，栗子桂圆粥，香蕉。

食谱分析：本食谱补脾胃、益气血、通脉、强筋骨，有利于中风患者的康复，并可有效防止中风的复发。

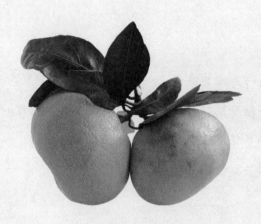

为了实施好整个养心保心的"战略"，我们既要重视心脏疾病的主要病种，也不应轻视其他疾病，以免因"小"而失"大"，更何况主要与次要不是绝对的。最后介绍的这些食疗方法主要用于——

其他心系疾病

一、高脂血症

【食疗宜忌】

1. 食品选择

（1）主食的选择：适合于高血脂患者的主食主要有燕麦、荞麦、大豆、玉米、绿豆等。

（2）肉食的选择：适合于高血脂患者的肉类食品主要有瘦猪肉、兔肉、海蜇、甲鱼、牡蛎等。

（3）蔬菜的选择：适合于高血脂患者的蔬菜主要有洋葱、黄瓜、番茄、木耳、香菇、紫菜、海带、茄子、萝卜、冬瓜等。

（4）水果的选择：适合于高血脂患者的水果主要有山楂、猕猴桃、梨、柠檬、柚子、苹果、香蕉等。

2. 饮食禁忌

（1）忌油腻厚味之品：高脂血症是冠心病的主要危险因素，血清脂质的升高，尤其是胆固醇的上升，可损伤动脉的内皮细胞、引起粥样改变；

同时由于脂质升高，血液变得黏滞而流行涩滞，容易诱发心肌缺血缺氧。

（2）忌含胆固醇高的食物：动物的脑、脊髓、肝脏及其他内脏和蛋黄、少数鱼类（如墨鱼、鱿鱼等）及贝壳类（如蚌、螺、蛏、蚬等）、鱼子、蟹黄均富含胆固醇，经常摄取则使血浆中胆固醇升高，容易引起和加重冠心病。

（3）忌烟：吸烟可使冠心病的发生年龄提前。在美国每年因吸烟而过早死亡者之中，冠心病占了1／3，显著高于肺癌（1／5）。香烟中的有害物质尼古丁对循环系统有直接的损伤作用，可使外周血管收缩、血压上升、心率加快、心肌耗氧量上升，并引起心律失常。随着烟雾吸入肺部，大量的一氧化碳弥散入血液，使血红蛋白结合氧的能力下降，从而使心肌发生缺血缺氧，以致产生心绞痛，甚至心肌梗死或猝死。

（4）忌浓茶和浓咖啡：茶叶和咖啡中所含的茶碱和咖啡因可兴奋心血管中枢。从而引起心跳加快、心律失常、兴奋和不安，使心肌耗氧量上升，对冠心病患者则易引起心绞痛。饮浓咖啡和浓茶更易产生类似的作用。

（5）忌盐摄入量过多：高血压病是冠心病的主要危险因素之一，限制钠盐的摄入对控制高血压病的发生有积极意义。

（6）忌高糖饮食：糖尿病患者常可并发冠心病，说明血糖的升高与冠心病有密切关系，血糖升高又可使甘油三酯的合成增加，引起血脂升高。

（7）忌暴饮暴食：暴饮暴食可使体重增加、超重和肥胖，使冠心病发生率上升。暴饮暴食则使胃肠道压力上升、充血，横膈抬高，血糖和血脂增加，从而发生冠脉供血不足，引起心肌缺血缺氧。晚餐暴食，更易引起心绞痛和心肌梗死的发生。

3. 注意事项

（1）控制热量摄取，少吃甜食，以保持理想体重。

（2）控制脂肪总摄取量，少吃高饱和脂肪酸之油脂，并适量摄取多元不饱和脂肪酸。

（3）多吃高纤维食物，少吃含胆固醇高的食物。

（4）控制体重可明显降低血液中甘油三酯浓度，可多摄取富含ω-3脂肪酸的鱼类、素食纤维，不宜饮酒。

【食谱精选】

主食

1. 芹菜粥

材料　芹菜（连根）120克，大米适量。

制法　将芹菜洗净、切碎，与大米一同加水煮粥。

功效　利水祛脂，适用于高血脂、高血压患者。

用法　每天1次，经常食用。

注意事项　芹菜分为水芹、旱芹。旱芹气浓，清利头目、降压、降脂效果较水芹良，患高血压、高血脂者宜经常食用。旱芹对改善头昏、头胀、头痛、面红目赤等症状亦有疗效。

2. 山楂粥

材料　山楂30~45克（或鲜山楂60克），糯米100克，砂糖适量。

制法　将山楂煎取浓汁，去渣，与洗净的粳米同煮，至粥将熟时放入砂糖，稍煮沸片刻即可。

功效 健脾胃、助消化、降血脂，适用于高血脂、高血压、冠心病患者，以及其他疾病见食积停滞、内积不消等者。不宜空腹及冷食。

用法 作点心热食用，10天为1个周期。

3. 泽泻粥

材料 泽泻15~30克，粳米50~100克，砂糖适量。

制法 先将泽泻洗净，煎汁去渣，然后加入淘洗净的粳米共煮成稀粥，加入砂糖，稍煮即成。

功效 降血脂、泻肾火、消水肿，适用于高血脂症、小便不利、水肿等疾病患者。

用法 每天1~2次，温热食用。

注意事项 阴虚者不宜用。

4. 菊花决明子粥

材料 菊花10克，决明子10~15克，糯米50克，冰糖适量。

制法 先把决明子放入沙锅内炒至微香、取出，待冷后与菊花加水煎汁，去渣取汁放入粳米煮粥，至粥将熟时加入冰糖，再煮沸片刻即可食。

功效 清肝明目、降压通便，适用于高血压、高血脂症患者，对习惯性便秘也有较好疗效。

用法 每天1次，5~7天为1个周期。

注意事项 大便泄泻者忌食。

5. 三七首乌粥

材料　三七5克，制何首乌30~60克，粳米100克，大枣2~3枚，冰糖适量。

制法　先将三七、制何首乌洗净放入沙锅内煎取浓汁，取药汁与粳米、大枣、冰糖同煮为粥。

功效　益肾养肝、补血活血、降血脂、延缓衰老，适用于防治老年性高血脂、血管硬化、大便干燥以及头发早白、神经衰弱者。

用法　供早晚餐服食。

注意事项　大便溏薄者忌服。食用三七首乌粥期间，忌吃葱、蒜、萝卜。

6. 山楂黄精粥

材料　山楂15克，黄精15~39克，粳米100克，白糖适量。

制法　选干净的山楂、黄精煎取浓汁后去渣，再同洗净的粳米煮粥，粥成后加入白糖适量即可。

功效　补脾胃、润心肺、祛瘀血、降血脂，适用于脾胃虚弱、体倦乏力、饮食减少、肺虚燥咳或干咳少痰、肺痨咳血等症者。现代药理学研究认为，该粥有降血脂作用，可用于防治高血脂症及动脉硬化症。

用法　每天2次，温热食用。

注意事项　平素痰湿偏盛者忌用，脾胃虚寒者也不宜用。

7. 花生壳粥

材料　花生壳、粳米各60克，冰糖适量。

制法 先将花生壳洗净煎汁，然后取汁加入淘净的粳米和冰糖煮粥。

功效 润肺和胃、降脂降压，适用于高脂血症、高血压患者，以及肺阴不足之燥咳，脾胃气虚之呕吐、食少、脚气浮肿者。

用法 每天2次，温热食用。

注意事项 体寒湿滞者慎食。

菜肴

1. 茼蒿炒萝卜

材料 白萝卜200克（切条），茼蒿100克（切段）。

制法 先将植物油100克放入锅中，烧热后放入花椒20粒，待炸黑后捞出。再加入白萝卜条煸炒，烹调时加鸡汤少许，翻炒至七成熟时加茼蒿，并加入适量味精、食盐，熟透后勾加淀粉、淋上香油即可。

功效 理气宽中、温阳化痰，适用于高脂血症者。

用法 佐餐，每星期2~3次。

注意事项 白萝卜化痰下气，消积宽中；茼蒿养脾肺。

2. 炒瓜条

材料 冬瓜条100克，西瓜翠衣100克，鲜荷叶1张（切条）。

制法 将植物油烧热后，加冬瓜条、西瓜翠衣、鲜荷叶及调味品，翻炒即可。

功效 清热利水，降血脂。

用法 夏季佐餐，每天1次。

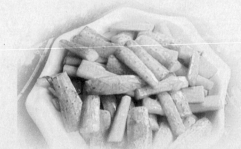

3. 炒魔芋

材料 魔芋100克，调料适量。

制法 魔芋和调料入锅中，翻炒后出锅即可。

功效 降脂减肥。

用法 佐餐，每星期2~3次。

羹汤

1. 腐竹瘦肉汤

材料 莲子40克，腐竹100克，龙须菜45克，瘦猪肉100克。

制法 将腐竹、龙须菜用水泡后切细，将瘦猪肉洗净切片，同莲子一起放入锅中，加水适量熬汤，再调入食盐、味精即成。

功效 益气、养心、降脂。

用法 2天内吃完，连食20~30天。

注意事项 腐竹含有丰富的蛋白质等营养成分，所含有的不饱和脂肪酸，约97%可为人体吸收，并能使人体胆固醇降低，是高血脂和肥胖患者的理想食品。

2. 紫菜黄瓜汤

材料 紫菜250克，黄瓜100克，酱油、生姜、精盐、味精、香油各适量。

制法 将紫菜用水泡发，去杂质，洗净切成段；黄瓜洗净切成片；往锅中加水适量，烧沸，放入精盐、酱油、生姜末、黄瓜片，烧沸，撇去浮沫；放入紫菜，再烧沸，加入味精和香油。

功效 清热利水、补肾养心，适用于高血脂、高血压、冠心病等患者。

用法 佐餐。

3. 猪肉枸杞汤

材料 瘦猪肉250克，枸杞子15克，黄酒、葱段、姜、精盐、胡椒粉、猪肉汤各适量。

制法 先将枸杞子去杂洗净，猪肉洗净切成丝，然后往热锅中放入肉丝煸炒至白色，烹入黄酒，加入葱、姜、精盐煸炒，注入肉汤，放入枸杞子，煮至肉丝熟烂，出锅装碗，加入胡椒粉。

功效 滋补强壮、安神明目、降血脂，适用于高血脂属于肝肾不足、精血亏虚者。

用法 佐餐，每星期1~2次。

4. 香菇豆腐汤

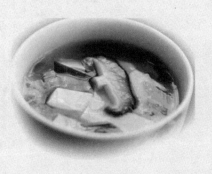

材料 干香菇25克，水豆腐400克，鲜竹笋60克，味精、精盐、胡椒粉、葱花、淀粉、豆油、香油各适量。

制法 ①香菇洗净，用温水浸发后去蒂切成丝。②锅置火上，倒入豆油烧热，投入竹笋丝略炒盛出。③将浸过香菇的水和清水适量倒入锅内煮开，投入香菇丝、笋丝、豆腐丁，煮沸，加精盐、胡椒粉，用湿淀粉勾芡，起锅后淋上香油即成。

功效 益胃健脾、补虚损，适用于高脂血症、高血压等疾病患者以及贫血、缺钙、病后体虚者。

用法　佐餐食用。

5. 山楂双花汤

材料　山楂30克，金银花（即双花）6克，白糖50克。

制法　将山楂、金银花放在勺内，用文火炒热，加入白糖，改用小火炒成糖饯，用开水冲泡即成。

功效　降脂、降血压、散瘀血、止痢疾、消食积，用于高血脂、高血压、痢疾、消化不良等疾病患者。

用法　每天食用1料，早晚各1次。

简便方

1. 绿豆粉

材料　绿豆适量。

制法　将绿豆洗净晒干，磨为细粉。

功效　祛湿降脂。

用法　每日服2次，每次30克，分别于早晚饭前用温开水冲服，30天为1个周期，连续食用3个月。

注意事项　治疗期间不改变饮食习惯，照常工作或劳动；但须停用其他的降脂、降压药。

2. 荞麦粉

材料　荞麦5 000克。

制法　将荞麦磨成粉、炒热。

功效 化痰祛脂。

用法 每次30~50克，每天2次，用沸水冲泡，可加适量冰糖调味。

注意事项 荞麦含有水杨胺、4-羟基苯甲胺、N-水杨叉替水杨胺等物质，是医学界公认的保健食品，可用于治疗高脂血症。

药茶

1. 银杏叶茶

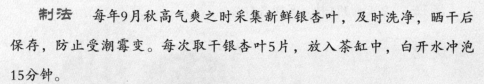

材料 银杏叶5片，白开水250毫升。

制法 每年9月秋高气爽之时采集新鲜银杏叶，及时洗净，晒干后保存，防止受潮霉变。每次取干银杏叶5片，放入茶缸中，白开水冲泡15分钟。

功效 降血脂、扩冠脉、降血压，适用于防治高脂血症、冠心病、高血压、心律不齐。

用法 代茶饮。

注意事项 忌一次性食用大量银杏叶以防中毒。

2. 柿叶茶

材料 嫩柿叶1 000克，蜂蜜100克。

制法 ①将采集的嫩柿叶阴干，打成粗末。②将蜂蜜调入清水150毫升，调匀备用。③将柿叶粗末放热锅中翻炒，炒出香味后加蜂蜜水再炒，炒干水气，起锅晾凉后，用瓶装或铁盒装，密封保存。每次用柿叶6克，泡开水5分钟即成。

功效 降血脂、软化血管，用于防治高脂血症、动脉硬化。

用法　早晚各用柿叶6克，代茶饮。

注意事项　柿叶茶不像一般茶使人兴奋，相反有镇静安眠作用，所以尤其适合晚上饮用。柿叶茶因其降脂减肥功效显著而畅销国外。

3. 槐花茶

材料　槐花蕾500克，蜂蜜100克。

制法　在国槐开花之时，采集未完全开放的含苞花蕾晒干，在沙锅中炒成黄褐色，加蜂蜜拌匀，放入瓶中保存。饮用时以开水冲泡，每次用6克。

功效　化痰浊、降血脂、软化血管，用于防治高脂血症、肥胖。

用法　代茶饮，花蕾也可吃。

注意事项　槐，有国槐、洋槐之分。国槐是我国土生土长的槐树，夏天开花，花蕾称为"槐米"，气味清香，有降脂减肥的功效。

【一日食谱举例】

1. 早餐：豆浆250毫升或去脂牛奶250毫升（脱脂牛奶250克），玉米面发糕，萝卜条。

2. 午餐：茼蒿炒萝卜，紫菜黄瓜汤，馒头或米饭，猕猴桃。

3. 晚餐：炒瓜条，香菇豆腐汤，荞麦面，芹菜粥，苹果，槐花茶。

食谱分析：本食谱可理气化痰降脂。其中荞麦为降脂的推荐粮食作物，是良好的保健品。萝卜可以大幅度降低血脂，软化血管。常用猕猴桃果和汁液，有降低胆固醇及甘油三酯的作用。香菇可防止血脂升高。

二、肥胖

【食疗宜忌】

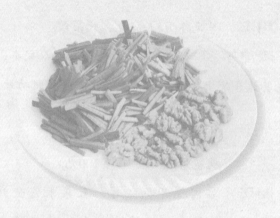

1.食品选择

参见"高脂血症"。

2.注意事项

（1）控制饮食：应广泛摄取各种食物，品种越多越好，养成不偏食的习惯，不要采取禁食某一种食品的减肥方法，要讲究营养均衡、平衡膳食，人体需要的各种营养元素全面摄取。每天总热量不宜大于4 200千焦（1 004千卡）。要改变不良的饮食习惯，保持热量平衡，多吃新鲜蔬菜、水果，尤其是富含维生素的食物，如芹菜、青菜、萝卜、豆腐、瘦肉、兔肉、冬瓜、薏苡仁等。要增加饮食中纤维素含量，例如多选用糙米、胚芽米、麸皮面包及纤维素含量多的蔬菜、水果等。要少吃甜食与动物脂肪，中医主张食疗，如荷叶粥、萝卜粥等。

（2）中药减肥：近年来研究证明，具有减肥作用的中药有草决明、海藻、生首乌、大黄、番泻叶、麻仁、枸杞子、泽泻、女贞子等，患者可依据病情恰当选用。

【食谱精选】

主食

1.茵陈荷叶粥

材料 茵陈30克，新鲜荷叶1张，粳米100克，砂糖少许。

制法 先将茵陈、新鲜荷叶洗净煎汤，去渣取汁与粳米、砂糖同煮成粥。

功效 解暑热、散瘀血、降血压、降脂减肥，适用于高血脂、高血压病，以及夏天感受暑热、头昏脑胀、胸闷烦渴、小便短赤等症者食用。

用法 作早餐，每天1次。

2. 赤小豆薏米粥

材料 赤小豆、薏苡仁各适量，粳米100克。

制法 将赤小豆、薏苡仁以冷水浸泡半天后同粳米煮粥。

功效 利水消肿、健脾益胃，适用于防治老年性肥胖症、水肿、湿气以及大便溏薄等。

用法 早晚餐温热服食。

3. 决明山楂粥

材料 草决明15~30克，山楂30~40克，糯米100克，砂糖适量。

制法 先将草决明、山楂入沙锅浓煎，去渣取汁再加入粳米、砂糖煮粥。

功效 化食消积、降脂减肥，适用于防治高血脂、单纯性肥胖症以及食积停滞、小儿乳食不消等者食用。

用法 两餐间服食，不宜空腹食用。以7~10天为1个周期。

4. 柴胡白茯苓粥

材料 柴胡6克，白芍药、乌梅、白茯苓、荷叶、泽泻各10克，粳米100克，白糖适量。

制法 先将上6味药煎煮，去取汁渣加入粳米煮粥，最后调入白糖。

功效 疏肝解郁、淡渗利湿、轻身减脂，适用于防治单纯性肥胖症。

用法 每天2次，温热食用。

注意事项 脾气虚弱者不宜食。

菜肴

1.蒜泥海带丝

材料 水发海带200克，蒜泥10克，醋、酱油、盐、味精、香油各适量。

制法 把泡发好的海带洗净、切成细丝，加清水煮透煮软后加蒜泥等调味品拌匀即可。

功效 化痰利湿降脂。

用法 佐餐，每天1次。

注意事项 海带含有丰富的植物蛋白质和钙、铁、碘、胡萝卜素等营养物质，现代研究证明其含有的褐藻酸钠盐可预防动脉硬化、降低血压，所含淀粉硫酸脂可降血脂、有益减肥。大蒜可降血脂、降血压，从而减少动脉硬化的发病率。

2.芫爆魔芋片

材料 魔芋250克，香菜75克，植物油30克，葱片10克，姜片3克，蒜片10克，水淀粉8克，盐、味精、醋、料酒、胡椒粉各适量。

制法 ①魔芋洗净后切成0.5厘米厚的大片，充分浸泡后在一面切成斜十字花刀，再切成5厘米长、2厘米左右宽的片，在沸水中焯烫后捞出控水。②香菜洗净，切成寸段，葱、姜、蒜切成小片。③旺火将油烧热，将魔芋片及香菜、调味品一起下锅，迅速翻炒，待爆出香味，勾芡到芡汁包住魔芋，装盘即可。

功效 降脂健体。

用法 佐餐，每星期2~3次。

注意事项 魔芋因其具有独特的保健作用，而被誉为"魔力食品"，其热量低、富含膳食纤维、具有强饱腹感。

羹汤

1. 海米冬瓜汤

材料 冬瓜500克，海米15克，葱、盐、香油、牛奶适量。

制法 将冬瓜切成块，放入锅中，加海米、葱、盐，在冬瓜将熟时再放入50毫升左右的牛奶，淋上香油即成。

功效 减肥。

用法 夏季佐餐，每星期2~3次。

2. 红薯菠菜汤

材料 红薯200克，菠菜250毫升，鲜汤1 000毫升，精盐3克，姜、葱各10克，熟菜油50毫升，味精2克。

制法 ①将红薯洗净、切成丝，菠菜洗净，入开水锅中过一下取出；姜去皮拍破，葱洗净切成丝。②锅置火上，加入鲜汤、红薯丝、姜、熟菜油微煮，下菠菜、味精、精盐、葱花，水开后即可。

功效 减肥。

用法 佐餐，每星期2~3次。

3. 黄瓜海米汤

材料　黄瓜100克，海米、香菜、紫菜少许，精盐、猪油、葱花、味精适量。

制法　黄瓜切片，紫菜切丝。勺内放油，用葱花炸锅，加清水500毫升烧开，加入黄瓜片、海米、紫菜、精盐、味精，汤烧开撒香菜后，立即出勺盛在汤碗内。

功效　减肥、健美。

用法　佐餐，每星期2~3次。

注意事项　黄瓜不仅有较高的营养价值，还具有较好的医疗保健作用。黄瓜含有大量的纤维素，可促进肠道内腐败食物的排泄，具有降低血胆固醇和血压的作用，并且含有丙醇二酸、具有减肥作用。

4. 黄豆芽豆腐汤

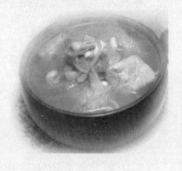

材料　黄豆芽250克，豆腐2块，雪里蕻100克，豆油15克，味精、精盐、葱丁各适量。

制法　①将黄豆芽洗净去杂，豆腐切成1厘米大小的丁，雪里蕻洗净、切末。②勺内放油，烧热后放入葱丁煸炒，再放入黄豆芽，炒出香味时加适量的水，旺火烧开。待黄豆芽酥烂时，放入雪里蕻、豆腐，改小火慢炖10分钟，加入精盐、味精，即可出勺。

功效　减肥。

用法　佐餐，每星期2~3次。

5. 肉丝豆腐羹

材料 瘦猪肉50克，豆腐400克，黑木耳（水发）25克，红酱油15毫升，精盐3克，味精2克，芝麻油5毫升，湿淀粉适量。

制法 将猪肉切成丝；豆腐切成2厘米见方的小块置清水中，换两次水。将锅置旺火上，加水成鲜汤250克沸腾后加入肉丝，至肉丝断红放入豆腐、黑木耳、酱油、盖上锅盖，至豆腐中间起蜂孔浮于汤面上，再洒上湿淀粉，至锅内羹已稠厚，撒入芝麻油即成。

功效 减肥。

用法 佐餐，每星期2~3次。

药茶

1. 酸溜茶

材料 山楂、荠菜花、玉米须各10克，糖少许。

制法 以上各味碾成粗末，煎汤取汁。

功效 利尿降脂，适用于肥胖者和高血压患者。

用法 代茶饮用。

2. 山楂茶

材料 山楂10克。

制法 用水煎煮。

功效 散瘀化痰、消除油脂，帮助排泄体内废物。

用法 代茶饮用。

3. 山楂决明茶

材料　山楂10克，决明子6克，甘草4.5克。

制法　将上述3味放入清水200毫升中煎成100毫升。

功效　减肥、通便。

用法　代茶饮用。

4. 绿荷饮

材料　绿茶6克，干荷叶5克。

制法　泡茶饮用。

功效　减肥降脂。

用法　代茶饮用。

注意事项　必须是浓茶，最好是空腹时饮用，在饭前喝下。第二泡的茶无效，每天3~4份。

5. 山楂槐花麦芽茶

材料　山楂、槐花各10克，麦芽15克，枸杞子30克，萝卜1个。

制法　①先将萝卜用1 500毫升（约6碗）的水大火煮沸，再转小火直到萝卜煮熟。②加入其他药材，再煮15分钟即可。

功效　减肥、降脂、除胀。

用法　代茶频饮。

注意事项　①山楂可降低胆固醇，避免消化不良。②麦芽能消食除胀。③槐花可以预防因生活不规律、熬夜后引起的火气上升或痔疮发作。

【一日食谱举例】

1. 早餐：麸皮面包，萝卜粥。

2. 午餐：蒜泥海带丝，芫爆魔芋片，海米冬瓜汤，糙米饭或粥，梨。

3. 晚餐：红薯菠菜汤，茵陈荷叶粥，山楂槐花麦芽茶。

食谱分析：本食谱含有丰富的纤维素，可起到化食消积、降脂减肥的功效。

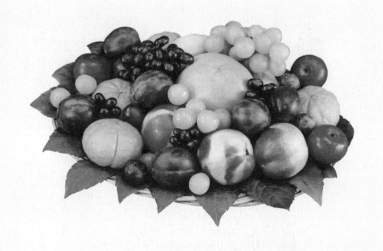